JN120262

肥満・肥満症の
生活習慣改善指導
ハンドブック
2022

日本肥満学会 編

ライフサイエンス出版

執筆者・査読者一覧

▎執筆・査読

石井好二郎　同志社大学スポーツ健康科学部／スポーツ医科学研究センター

中村　　正　医療法人川崎病院

野口　　緑　大阪大学大学院医学系研究科環境医学（旧公衆衛生学）

▎執　筆

石垣　　泰　岩手医科大学医学部内科学講座糖尿病・代謝・内分泌内科分野

蛯名　耕介　大阪大学大学院医学系研究科運動器再生医学共同研究講座

大矢　昌樹　公立大学法人和歌山県立医科大学腎臓内科学講座

加隈　哲也　大分大学保健管理センター

鎌田　佳宏　大阪大学大学院医学系研究科生体物理工学講座

岸田　　堅　医療法人虹緑会岸田クリニック

木村　　弘　結核予防会複十字病院呼吸不全管理センター

倉智　博久　地方独立行政法人大阪府立病院機構大阪母子医療センター

齋木　厚人　東邦大学医療センター佐倉病院糖尿病内分泌代謝センター

齋藤　重幸　札幌医科大学保健医療学部

佐藤　　豪　同志社大学心理学部／心理学研究科（2021年7月ご逝去）

重松　　隆　地方独立行政法人りんくう総合医療センター腎臓内科

島袋　充生　公立大学法人福島県立医科大学糖尿病内分泌代謝内科学講座

下村伊一郎　大阪大学大学院医学系研究科内分泌・代謝内科学

代田　浩之　順天堂大学保健医療学部

西澤　　均　大阪大学大学院医学系研究科内分泌・代謝内科学

花木　啓一　鳥取大学医学部保健学科

武城　英明　東邦大学医療センター佐倉病院臨床検査部

細見　直永　近森会近森病院脳神経内科

細谷　龍男　東京慈恵会医科大学

正木　孝幸　大分大学医学部内分泌代謝膠原病腎臓内科講座

松本　昌泰　医誠会病院

宮崎　　滋　公益財団法人結核予防会総合健診推進センター

宮崎　哲朗　順天堂大学医学部附属浦安病院循環器内科

宮脇　尚志　京都女子大学家政学部食物栄養学科

山内　基雄　奈良県立医科大学呼吸器内科学

吉川　秀樹　市立豊中病院

梁　　美和　三井住友銀行大阪健康サポートセンター

▎査　読

佐野　喜子　公益財団法人結核予防会総合健診推進センター（統轄事業部）

前田　法一　大阪大学大学院医学系研究科内分泌・代謝内科学／代謝血管学寄附講座

脇　　昌子　内閣府食品安全委員会

肥満・肥満症の生活習慣改善指導ハンドブック2022の目的

　健康寿命の延伸を目的とする施策として2008年，特定健康診査・特定保健指導制度が開始され，従来型の早期発見・早期治療から，生活習慣の修正を要する対象者に早期に介入する方針への転換が図られた。これは日本肥満学会元理事長の松澤祐二先生（現大阪大学名誉教授，日本肥満症予防協会理事長）をはじめ先達の研究で明らかになった「内臓脂肪の過剰蓄積が血圧高値，高血糖，脂質異常を惹起する」との概念に基づく。つまり，内臓脂肪を減らせば，血管障害の引き金となる複数のリスクを一挙に軽減しうるため，特定健診の必須項目にウエスト周囲長を加え，かつ危険因子があれば保健指導の対象として抽出し，介入する。

　またメタボリックシンドロームを含む肥満・肥満症は生活習慣病の危険因子である上に，ADL（日常生活動作）の著しい低下を招く変形性関節症・脊椎症などの運動器疾患，冠動脈疾患，脳血管疾患，一部の悪性新生物などに関連して健康寿命の延伸を阻む。生活習慣の偏り，過栄養・運動不足によるエネルギーの過剰蓄積が肥満の原因であることから，生活習慣の修正が，ひいてはQOL（生活の質）に影響する種々の疾患を防ぐ鍵となる。一方，自覚症状がなく減量が必要と感じにくいため，その修正は容易ではない。「量を減らしてください」など，特定の習慣への対処型の指導では，減量効果を得にくいことを多くの専門職が経験している。減量の実践には，対象者のモティベーション向上と主体的取り組みを促す指導の展開が重要である。本書は，そうした保健指導の知識や指導技術の向上を目的に，日本肥満学会カリキュラム委員会を中心に各領域の専門家が執筆した。

　類書にはない特徴は，保健指導の原点である「肥満症とはどのような病態か，なぜ機能障害や重症になるのか」などの解説を，対象者がイメージし理解できるよう，肥満症とそれに伴う健康障害との関連で領域横断的・包括的にまとめた点である。肥満・肥満症の生活習慣改善指導は，生活習慣病のスクリーニング・介入という予防医学から，健康障害や高度肥満の治療に至るまで，広く提供されている。生活習慣改善指導の専門家として日本肥満学会が認定する肥満症生活習慣改善指導士にとどまらず，すべての保健指導の現場で本書が活用され，健康障害の予防を介して国民の健康寿命の延伸に貢献するよう期待する。

2022年12月

日本肥満学会カリキュラム委員会委員長

野口　緑

肥満症生活習慣改善指導士に期待すること

宮崎　滋　　公益財団法人結核予防会理事／総合健康推進センター所長
日本肥満学会 ガイドライン検討拡大学術委員会委員

肥満症, メタボリックシンドロームと生活習慣の改善

本書の目的は, 医療専門職種の肥満・肥満症に関する知識・技術と指導能力の向上である。食事や運動, 仕事, 休息, 睡眠, 喫煙, 飲酒など日常生活でのさまざまな習慣の乱れから肥満が生じ, 肥満から糖尿病や脂質異常症, 高血圧などの生活習慣病を合併すると肥満症と診断され, 治療が必要となる。肥満症生活習慣改善指導士の責務は, 肥満症の予防・改善のため生活習慣を改善させることである。

肥満, 特に腹部肥満 (内臓脂肪蓄積) があると, 生活習慣病である糖尿病, 脂質異常症, 高血圧, 非アルコール性脂肪性肝疾患 (NAFLD), 高尿酸血症などの疾患を複数発症する可能性が高い。糖尿病や脂質異常症などの近年の著しい増加には肥満が大きく影響し, 肥満に基づく生活習慣病は脳心血管疾患などの動脈硬化性疾患に加え, がんや認知症の発症にも関与する。肥満症, メタボリックシンドロームでは, 高血糖, 血圧高値, 脂質異常などの危険因子が偶然重なっているのではなく, それらは内臓脂肪蓄積から生じているため, 複数の危険因子が一個人に, しかも同時に集積する。

肥満・内臓脂肪蓄積の有無と対策

生活習慣病の指導は従来, 糖尿病には食事制限と運動, 高血圧には減塩, 脂質異常症には脂質摂取制限など, 疾患毎に病態を最も悪化させやすい因子への個別介入・治療が主であった。この対策は, 肥満・内臓脂肪蓄積のない例で, 複数の疾患を持つ場合は効果が得られる。一方,

肥満・内臓脂肪蓄積のある例では, 原因である内臓脂肪を減らすことで, 危険因子の数やリスクの軽減が期待できる (図1)。つまり, 肥満に基づく生活習慣病を予防・改善するには, 体重増加予防, 減量, 特に内臓脂肪の減少が有効である。

日本内科学会と関連学会・団体が作成した実地医家向けの「脳心血管病予防に関する包括的リスク管理チャート2019」でも予防から治療まで肥満対策, 体重管理を推奨している。

特定健康診査・特定保健指導の目的

2000年の「肥満症診断基準」, 2005年の「メタボリックシンドローム診断基準」(1章) を元に, 2008年, 特定健康診査・特定保健指導(特定健診・保健指導)が開始された。その手法は, 簡便な指標で対象者を階層化し, 減量を中心とする介入が有効な人, つまり内臓脂肪の蓄積した肥満者を効率よく抽出するというものである。

特定保健指導第1期の集計から, 現体重の3%を減らすと血糖・血圧・脂質異常などが一斉に改善することが実証され, その結果は「肥満症診療ガイドライン2022」の減量目標「現体重の3%減」に反映されている。旧 生活習慣病改善指導士を中心に, 保健指導に携わった多くの関係者の努力の成果と言える。

認定制度の発足と名称変更の経緯

肥満症生活習慣改善指導士 (旧 生活習慣病改善指導士) とは, 生活習慣病の基盤となる「肥満」を引き起こす「生活習慣」を改善することで「肥満症」を予防・改善し, 国民の健康増進に寄与する目的で日本肥満学会が認定する資格である。

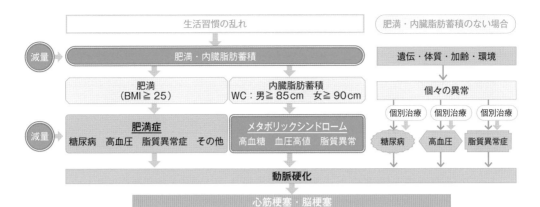

図1　肥満・内臓脂肪蓄積の有無による疾患の発症と治療の違い

（日本内科学会雑誌 2019：108：1024-70 https://www.naika.or.jp/info/crmcfpoccd/）

日本肥満学会は2004年から肥満症専門病院の認定を開始し，2012年に生活習慣病改善指導士制度と肥満症専門医制度を設け，健診など予防医療や診療の場でもチーム医療の充実をめざしてきた。

しかし，生活習慣病改善指導士の名称は，生活習慣病を改善させる目的が不明確なため，資格制度の目的，業務にふさわしい名称にすべきとの指摘があった。それを受けて日本肥満学会内で議論を重ねた結果，「肥満を引き起こす生活習慣を改善することで肥満の予防と，肥満症の発症予防およびその合併疾患の改善を目的とする資格」であることを明確にするため，2019年11月，肥満症生活習慣改善指導士に名称変更を行った。

支援を継続するチーム医療の中心的存在

肥満症生活習慣改善指導士には，まず肥満症，メタボリックシンドロームの要因・病態や生活習慣病に至る機序などに関する知識が必要である。次に，肥満を伴う患者・対象者に単に減量を勧めるだけでは何の効果もないばかりか逆効果になるため，病歴や検査結果から，肥満が及ぼす血管などへの障害，将来の心筋梗塞や脳梗塞の危険性などの問題に自ら気づき，自ら実行する「行動変容」を促す

技術も必要である。さらに，予防・診療計画，生活習慣改善，減量による健康維持・増進の継続には，各職種の連携，チーム医療による支援が必須となるため，肥満症生活習慣改善指導士には，その中心となって活動することが期待される。

初版からの変更点

初版「生活習慣病改善指導士ハンドブック」（2013年）から9年ぶりの改訂となった本書「肥満・肥満症の生活習慣改善指導ハンドブック2022」では，初版の内容をベースに最新の知見を追加し，関連する生活習慣病のガイドラインなどを参考にアップデートした。また，読者が内容をより理解しやすいよう，「1章 生活習慣病と肥満症生活習慣改善指導士（旧 生活習慣病改善指導士）」「2章 肥満症総論」「3章 肥満症と動脈硬化」「4章 肥満症各論」「5章 肥満症・メタボリックシンドローム対策」の5章立てとして再編成した。さらに，1章に「小児肥満，小児肥満症とは」，4章に「肥満と食行動異常」の項をそれぞれ追加した。

本書が肥満症生活習慣改善指導士と，肥満症対策に取り組む多くの医療関係従事者にとって真に役立つテキストとなることを願っている。

目　次

ABI	ankle brachial index	足首上腕血圧比
ABPM	ambulatory blood pressure monitoring	24時間自由行動下血圧測定
ACE	angiotensin converting enzyme	アンジオテンシン変換酵素
ACS	acute coronary syndrome	急性冠症候群
ADL	activity of daily life	日常生活動作
ALT	alanine aminotransferase （glutamic pyruvic transaminase）	アラニンアミノトランスフェラーゼ （グルタミン酸ピルビン酸トランスアミナーゼ）
ARB	angiotensin receptor blocker	アンジオテンシンII受容体拮抗薬
AST	aspartate aminotransferase （glutamic oxaloacetic transaminase）	アスパラギン酸アミノトランスフェラーゼ （グルタミン酸オキサロ酢酸トランスアミナーゼ）
BMI	body mass index	体格指数＝体重（kg）／身長（m）^{2}
BNP	brain natriuretic peptide	脳ナトリウム利尿ペプチド
CK-MB	creatine kinase-MB	クレアチンキナーゼMB分画
CCr	creatinine clearance	
CKD	chronic kidney disease	慢性腎臓病
COPD	chronic obstructive pulmonary disease	慢性閉塞性肺疾患
CPAP	continuous positive airway pressure	持続的気道内陽圧
CRP	C reactive protein	C反応性蛋白
CSA(S)	central sleep apnea（syndrome）	中枢性睡眠時無呼吸（症候群）
CT	computed tomography	コンピュータ断層撮影
CVD	cardiovascular disease	心血管疾患
DBP	diastolic blood pressure	拡張期血圧
DOAC	direct oral anticoagulants	直接作用型経口抗凝固薬
EEG	electroencephalography	脳波
FDP	fibrin/fibrinogen degradation products	フィブリン／フィブリノゲン分解産物
FFA	free fatty acid	遊離脂肪酸
FMD	flow-mediated dilatation	血流依存性血管拡張反応
FPG	fasting plasma glucose	空腹時血糖
FSGS	focal segmental glomerulosclerosis	巣状分節性糸球体硬化症
FSH	follicle stimulating hormone	卵胞刺激ホルモン
GDM	gestational diabetes mellitus	妊娠糖尿病
GFR	glomerular filtration rate	糸球体濾過量
GLP-1	glucagon-like peptide-1	グルカゴン様ペプチド1
γ-GTP	gamma-glutamyltransferase	ガンマグルタミルトランスフェラーゼ
HbA1c	hemoglobin A1c	ヘモグロビンA1c（グリコヘモグロビン）
HDL-C	high-density lipoprotein cholesterol	高比重リポ蛋白コレステロール
HDP	hypertensive disorders of pregnancy	妊娠高血圧症候群
HLA	human leukocyte antigen	ヒト白血球型抗原
HMG-CoA	hydroxy methylglutaryl CoA	
HOMA-IR		HOMA-IR指数
hPL	human placental lactogen	ヒト胎盤性ラクトーゲン
IFG	impaired fasting glucose	空腹時血糖異常
IGF	insulin-like growth factor	インスリン様成長因子
IGT	impaired glucose tolerance	耐糖能異常
IL	interleukin	
IMT	intima-media thickness	内膜中膜複合体肥厚度

IVUS	intravascular ultrasound	血管内超音波
LDL-C	low-density lipoprotein cholesterol	低比重リポ蛋白コレステロール
LH	luteinizing hormone	黄体形成ホルモン
LPL	lipoprotein lipase	リポ蛋白リパーゼ
MRA	magnetic resonance angiography	磁気共鳴血管造影
MRI	magnetic resonance imaging	磁気共鳴画像
MTP	microsomaltriglyceride transfer protein	ミクロソームトリグリセリド転送蛋白
NADPH	nicotinamide adenine dinucleotide phosphate	ニコチンアミドアデニンジヌクレオチドリン酸
NAFLD	nonalcoholic fatty liver disease	非アルコール性脂肪性肝疾患
NASH	nonalcoholic steatohepatitis	非アルコール性脂肪肝炎
NIH	National Institutes of Health	米国国立衛生研究所
NVAF	non valvular atrial fibrillation	非弁膜症性心房細動
OCT	optical coherence tomography	光干渉断層法
OGTT	oral glucose tolerance test	経口ブドウ糖負荷試験
OHS	obesity hypoventilation syndrome	肥満低換気症候群
OSA (S)	obstructive sleep apnea (syndrome)	閉塞性睡眠時無呼吸（症候群）
PAD	peripheral Arterial Disease	末梢動脈疾患
PAI-1	plasminogen activator inhibitor 1	プラスミノーゲン活性化抑制因子1
PCOS	polycystic ovarian syndrome	多嚢胞性卵巣症候群
PPARγ	proxisome proliferator-activated receptorγ	ペルオキシソーム増殖因子活性化受容体ガンマ
PSG	polysomnography	睡眠ポリグラフ
PT-INR	prothrombin time-international normalized ratio	プロトロンビン時間国際標準比
PWV	pulse wave verocity	脈波伝播速度
QOL	quality of life	生活の質
RA(A)S	renin angiotensin (aldosterone) system	レニン・アンジオテンシン（・アルドステロン)系
RCT	randomized controlled trial	無作為化比較試験
RHI	reactive hyperemia index	反応性充血指数
rt-PA	recombinant tissue-type plasminogen activator	遺伝子組み換え組織型プラスミノゲン・アクティベータ
SAS	sleep apnea syndrome	睡眠時無呼吸症候群
SHBG	sex hormone binding globulin	性ホルモン結合グロブリン
SBP	systolic blood pressure	収縮期血圧
SPP	skin perfusion pressure	皮膚組織灌流圧
SU	sulfonylurea	スルホニル尿素
TAT	thrombin-antithrombin complex	トロンビン-アンチトロンビン複合体
TC	total cholesterol	総コレステロール
TG	triglyceride	トリグリセライド
TIA	transient ischemic attack	一過性脳虚血発作
TNFα	tumor necrosis factor alpha	腫瘍壊死因子a
URAT1	urate transporter 1	腎臓特異的尿酸トランスポーター1
VFA	visceral fat area	内臓脂肪面積
VLDL	very low density lipoprotein	超低比重リポ蛋白
%YAM	young adult mean	若年成人平均値 （20-44歳の骨密度の平均値）

1章
生活習慣病と
肥満症生活習慣改善指導士

2 肥満症総論

肥満症と動脈硬化

肥満症各論

肥満症・
メタボリックシンドローム対策

1章

生活習慣病と肥満症生活習慣改善指導士（旧 生活習慣病改善指導士）

keyword

肥満症生活習慣改善指導士，保健指導，肥満症専門病院，肥満症専門医

肥満症，メタボリックシンドロームと生活習慣の改善

● 日本肥満学会が2000年，「新しい肥満の判定と肥満症診断基準」で独自に提唱した肥満症の概念（2章-1，3章-1 図6）を元に，2005年，日本肥満学会，日本内科学会など8学会合同の「メタボリックシンドロームの診断基準」（表1）が発表された。

● 肥満症，メタボリックシンドローム（内臓脂肪症候群）は，動脈硬化を進展させ，心血管疾患発症リスクを高めることから，生活習慣病の代表として注目されるようになった。

● メタボリックシンドロームは，脂質，血圧，血糖など個々の危険因子よりも内臓脂肪蓄積に注目し，内臓脂肪蓄積があれば，脂質異常，血圧高値，高血糖などが軽度でも動脈硬化性疾患の易発症，心血管疾患の高リスクとする概念（3章-1，図1）である。ウエスト周囲長を必須項目とする簡便なスクリーニング法で高リスク集団を早期に抽出し，早期の生活習慣改善で内臓脂肪を減らし，包括的・効果的な生活習慣病の予防・管理をめざす。

● 2008年に導入された特定健康診査・特定保健指導（特定健診・保健指導）（5章-2）は，

表1　メタボリックシンドロームの診断基準

1. 必須項目：内臓脂肪（腹腔内脂肪）蓄積 　　ウエスト周囲長　男性 ≧ 85cm，女性 ≧ 90cm 　　（内臓脂肪面積　男女とも ≧ 100cm^2 に相当） **2. 上記1に加え，以下の3項目のうち2項目以上** 　1）脂質異常 　　　トリグリセライド（TG）≧ 150mg/dL 　　　かつ／または　HDL-C ＜ 40 mg/dL　男女とも 　2）血圧高値 　　　収縮期血圧（SBP）≧ 130mmHg 　　　かつ／または　拡張期血圧（DBP）≧ 85mmHg 　3）高血糖 　　　空腹時血糖（FPG）≧ 110mg/dL	＊CTスキャンなどで内臓脂肪量を測定することが望ましい。 ＊ウエスト径は立位，軽呼気時，臍レベルで測定する（2章-1，図2）。 　脂肪蓄積が著明で臍が下方に偏位している場合は肋骨弓下縁と上前腸骨棘の中点の高さで測定する。 ＊メタボリックシンドロームと診断された場合，糖負荷試験が勧められるが診断には必須ではない。 ＊高TG血症，低HDL-C血症，高血圧，糖尿病に対する薬物治療を受けている場合は，それぞれの項目に含める。 ＊糖尿病，高コレステロール血症の存在はメタボリックシンドロームの診断から除外されない。

（日本内科学会雑誌 2005：94：794-809）

肥満症，メタボリックシンドロームの危険性に注目し，かつ早期介入による生活習慣病の効果的な予防が可能なことから，生活習慣改善の動機づけ支援を目的とする。

日本肥満学会の取り組みと「肥満症生活習慣改善指導士」（旧 生活習慣病改善指導士）認定制度

- 日本肥満学会は，肥満症診療の質の向上と，適切な肥満症診療の普及を目的に，2004年に「肥満症専門病院」の認定を開始した（2020年現在，85施設を認定）。
- 肥満症診療のチーム医療の向上のため，2003年「肥満症サマーセミナー」，2009年「よりよい特定健診・保健指導のためのスキルアップ講座」（生活習慣病改善指導講習会）を開始し，医療スタッフへの理論的・実践的活動を支援している。
- 2012年，医師対象の「肥満症専門医」，医療スタッフ対象の「生活習慣病改善指導士」の認定制定を開始，2019年11月に「肥満症生活習慣改善指導士」へ名称変更となった（2020年現在，108名を認定）。

健診・保健指導などによる一定の成果

- 日本人20歳以上の肥満者の割合（年齢調整後，2009-2019年）は，男性は2014年，女性は2015年に最も低下したが，2019年は2009年に比べて男女とも微増している（男性30.1 → 32.6％，女性19.5 → 19.9％）[1]。一部の自治体などでは，先進的な保健指導活動によって，生活習慣病の発症・重症化予防，心血管疾患発症予防，腎透析導入数減少など，一定の成果をあげているため，そのような効果的な活動を全国に普及させる必要がある。
- 近年の政策や学会などを中心とする活発な啓発活動も，健診・保健指導の向上に寄与していると思われる。健診・保健指導の検証では，保健指導参加群で翌年度の健康状態良好[2]などの報告がある。
- 20歳以上の男女で糖尿病の可能性を否定できない者と糖尿病を強く疑う者は，1992-2019年では，2012年，2014年，2016年には歯止めがかかっている[1]。

肥満症生活習慣改善指導士の役割

- 肥満症生活習慣改善指導士には，国民の健康維持・増進のため保健指導活動の最前線で，健康人も含む対象者の健康への関心を高め，健診受診を促すために，幅広い保健指導活動が求められている。また，積極的支援を要する対象者の健康増進へ向けて，信頼関係の構築と適切な指導のため，いっそうの知識・技術の向上と均一化が求められている。
- 保健指導対象者の行動変容を効率よく促すには，肥満症，メタボリックシンドロームに関する正しい知識と高い指導技術を持つ保健師，管理栄養士，健康運動指導士などによる積極的な支援が必要である。
- 医療の場でも，肥満症，メタボリックシンドロームの病態・診療に精通した専門医

と，看護師，管理栄養士，薬剤師，臨床検査技師，理学療法士など医療スタッフによるチーム医療で，診療の質向上，日常診療の充実を図る必要がある。

生活習慣病—タイプ別の指導とは

- 生活習慣の改善によって予防・改善が期待される疾患群を指し，病態学的に2つのタイプ，つまり①肥満や内臓脂肪蓄積を基盤に種々の疾患が単独または重複して起こるタイプ，②肥満や内臓脂肪蓄積はないが，家族歴などの遺伝性素因があり，そこに生活習慣病の危険因子が重なって種々の疾患が発症するタイプ，がある。
- 生活習慣病改善指導士は両者にかかわるが，アプローチも2つの方法，つまり①は保健医療活動の現場に導入されたメタボリックシンドロームの概念に基づく生活習慣改善指導，つまり特定保健指導，②は各危険因子，各疾患に特異性の高い生活習慣改善指導，例えば，血圧高値例への食塩摂取制限（減塩）などの食事指導である。

特定保健指導対象者への生活習慣改善指導

- 肥満，肥満症への介入が基本となる。「肥満症診療ガイドライン2022」[3] から，肥満症とは，肥満に起因ないし関連する健康障害を合併するか，その合併が予測され，医学的に減量を必要とする疾患である（2章-1，表1）。この定義と診断基準から，すでに健康障害のある人だけでなく，近い将来の合併症が予測される人にも介入が可能になった。
- その第一歩である健診は対象者が自分自身の心血管リスクを知る絶好のチャンスである。健診後の保健指導では，従来の各危険因子への指導に加え，身体活動量の不足や偏った食生活による内臓脂肪蓄積（メタボリックシンドローム）から各検査値異常の出現，それが動脈硬化性疾患，心血管疾患に至ることを，対象者が自分の問題として認識し，自己管理を促すよう支援する。受診率の改善についても各自治体・事業所がそれぞれに工夫をこらし，対象者と事業者の便益を図るべく努めている。今後も各々の取り組みを共有し，効果的な方法を全国展開させ，国民全体の利益拡大を図る必要がある。
- 日本肥満学会の肥満症生活習慣改善指導士制度は，メタボリックシンドロームの概念を科学的な機序とともに広く国民に伝え，動脈硬化性疾患，心血管疾患の予防医学を進展させる上で重要な役割を果たす。本書や「肥満症診療ガイドライン2022」をはじめ，各診療ガイドラインなどを十分に活用し，知識と技術を高め，日本人の生活習慣病発症・重症化予防に大きく貢献するよう期待する。
- 肥満症，メタボリックシンドロームの診療・保健活動は，今後も肥満症専門医，肥満症生活習慣改善指導士を中心に，各施設や施設間で効率的なチーム医療の推進に貢献するであろう。

文　献

1) https://www.mhlw.go.jp/content/000711005.pdf　厚生労働省　令和元年（2019）年国民健康・栄養調査結果の概要
2) https://www.mhlw.go.jp/content/12401000/000616588.pdf　厚生労働省　特定健診・保健指導の医療費適正化効果等の検証のためのワーキンググループ 2019 年度取りまとめ
3) 日本肥満学会編. 肥満症診療ガイドライン 2022. ライフサイエンス出版. 2022

1 | 肥満，肥満症とは

▶肥満は脂肪組織の過剰蓄積である。

▶BMI（体格指数）と疾病との関連で，男女とも疾病の合併率の最も低いBMI＝22kg/m²を基準に標準体重を計算する。

▶日本人は欧米人に比べて軽度の肥満でも健康障害が合併しやすいため，BMI≧25kg/m²を肥満と判定する。

▶肥満症は，肥満に加え，①減量により改善または進展が抑制される健康障害があるか，②これらの健康障害を合併しやすい内臓脂肪型肥満で，身体状況の肥満と区別した日本独自の疾患概念である。

▶内臓脂肪が蓄積すると，肥満に関連した健康障害の集積が連続的に増加し，臍レベルCT像で内臓脂肪面積≧100cm²を内臓脂肪蓄積ありとし，これに相当するウエスト周囲長：男性≧85cm，女性≧90cmをスクリーニング指標としている。

▶肥満症では病態を理解し，生活習慣改善のための支援が必要である。

▶メタボリックシンドロームは，内臓脂肪蓄積に加え，脂質，血圧，血糖の異常を複数伴う動脈硬化性疾患の高リスク病態で，身体活動度の増加や過食の防止などの生活習慣改善によって内臓脂肪を減らす意義がある。

keyword

体格指数（BMI），肥満症，内臓脂肪面積，ウエスト周囲長，メタボリックシンドローム

肥満の判定，BMIと疾病の関係

● 肥満とは，脂肪組織が過剰に蓄積した状態で，BMI≧25kg/m²の場合，肥満と判定する[1]。

● BMI＝体重（kg）÷身長（m）²を元に算出する。

● BMIと疾病の関係

肥満者では，耐糖能異常，高血圧，脂質異常症などの合併が多く，その結果，動脈硬化性疾患（虚血性心疾患，心不全や脳血管障害）の発症・死亡率が高いことが知られている。各種疾病の肥満度別有病率を検討した多数の男性成人の健診データでは，脂質異常症，高血圧，高尿酸血症などは肥満度の増大に伴って増加し，逆に呼吸器疾

患，消化器疾患，貧血は低体重で多い傾向を示し，耐糖能異常，肝疾患はJカーブを示した[2]。

● 標準体重

前述の集団での性別BMI別の疾病合併率は男女とも同様のJカーブを示し，疾病合併率の最も低いBMIは男性22.2，女性21.9と，男女ともほぼ22であることから[2]，日本人の標準体格はBMI 22と定められた。したがって，標準体重（理想体重）は，最も疾病の少ないBMI 22を基準に，以下の式で求める。

$$\boxed{標準体重(kg)＝身長(m)^2 \times 22}$$

肥満の疫学

● 内臓脂肪蓄積の疫学（図1A）

男性ではウエスト周囲長，BMIともに基準を超える「内臓脂肪型肥満の疑い」のある者の割合は30-60代で約30％である。女性では年齢とともに増加し，60代以上で20％に近づく。BMI＜25でウエスト周囲長の基準を超える者の割合は男性の40代以上で頻度が高い。

● 年次変化（図1B）

20歳以上の肥満者の割合は，男性では40歳以上では，年次が進むとともに若干減少している。女性では50歳以上で年次が進むとともに，増加傾向を示しているが，一方で，女性のやせの割合も，30歳から50歳代で明らかに増加している[3]。

● 国際比較

OECDのHealth Dataに登録されている"obesity"（BMI≧30），"overweight"（25≦BMI＜30）の有病率に基づいて，日本人のデータを比較すると，男性では30ヵ国中最も低く，BMI≧30の割合は，最も高い米国の1/10であった。一方，女性ではBMI≧30の割合は，韓国よりも高く30ヵ国中29位であるが，BMI≧25の割合は韓国よりも低く，最も高いメキシコの1/3以下であった。

肥満症の定義と診断

- 日本では他国に比べてBMI≧30の肥満者の頻度は低いが，軽度肥満でも健康障害につながっている。BMI≧25の肥満者の頻度は，特に男性で年々増加傾向を示し，いわゆる生活習慣病の増加に関与すると考えられる。

- そこで日本では，BMI≧25を肥満と定義し，身体状況としての肥満に加え，医学的に減量によって改善または進展が抑制される健康障害があるか，これら健康障害を合併しやすい内臓脂肪型肥満を肥満症の疾患概念とし，肥満症の定義と診断基準を定め，肥満に起因ないし関連し，減量を要する健康障害をあげている（表1）。

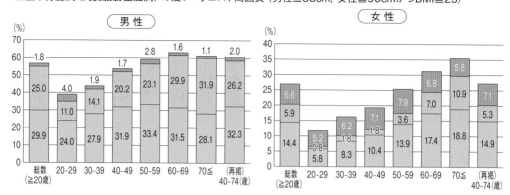

A ウエスト周囲長（男性≧85cm，女性≧90cm）・BMI（BMI≧25）による肥満の頻度

（厚生労働省. 平成28（2016）年国民健康・栄養調査）

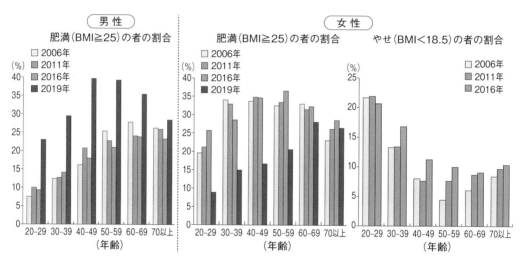

B 肥満（BMI≧25）と女性のやせ（BMI＜18.5）の割合の推移
女性では20-30代のやせが進行し，肥満は50-60代から高頻度となる。

（厚生労働省. 国民健康・栄養調査. 男女の肥満：令和元（2019）年，女性のやせ：平成27（2015）年）

図1 肥満と女性のやせの推移

内臓脂肪

1. 内臓脂肪と皮下脂肪の違い

- 皮下脂肪は皮下に，内臓脂肪は大網や腸間膜周囲に存在する脂肪組織である。
- 内臓脂肪は，脂肪細胞内のTG分解によって生じる遊離脂肪酸やグリセロールが門脈を介して肝臓に流入する。
- 内臓脂肪は皮下脂肪に比べて，脂肪合成促進作用や脂肪分解活性が高い。
- 内臓脂肪は摂取・消費エネルギーバランスに迅速に反応する活性が高く，皮下脂肪はより長期的なエネルギーの変化に対応する脂肪組織と考えられる。

表 1　肥満の定義，および肥満症の定義と診断と，肥満に起因ないし関連する健康障害

■肥満の定義，および肥満症の定義と診断■

肥満の定義

脂肪組織に脂肪が過剰に蓄積した状態で，体格指数（BMI＝体重 [kg] ／身長 [m] ^{2}）≧ 25 のもの。

肥満度分類の判定

BMIに基づき右表のごとく判定する。また，BMI ≧ 35（≧肥満 3 度）を高度肥満の定義とする。

■肥満度分類■

BMI (kg／m ^{2})	判定		WHO基準
BMI＜ 18.5	低体重		Underweight
18.5 ≦ BMI＜ 25	普通体重		Normal range
25 ≦ BMI＜ 30	肥満（1 度）		Pre-obese
30 ≦ BMI＜ 35	肥満（2 度）		Obese class Ⅰ
35 ≦ BMI＜ 40	高度肥満	肥満（3 度）	Obese class Ⅱ
40 ≦ BMI		肥満（4 度）	Obese class Ⅲ

肥満症の定義

肥満に起因ないし関連する健康障害を合併するか，その合併が予測され，医学的に減量を必要とする疾患。

肥満症の診断

肥満と判定されたもの（BMI ≧ 25）のうち，下表の 1 に示す「肥満症の診断に必要な健康障害」を合併する場合，肥満症と診断する。
内臓脂肪型肥満と診断される場合*は，現在健康障害をともなっていなくとも，肥満症と診断する。
*内臓脂肪型肥満の診断
ウエスト周囲長のスクリーニングにより内臓脂肪蓄積を疑われ，腹部CT検査などによって内臓脂肪面積≧ 100cm^2 が測定されれば，内臓脂肪型肥満と診断する。

■肥満に起因ないし関連する健康障害■

1．肥満症の診断に必要な健康障害

1) 耐糖能障害（2 型糖尿病・耐糖能異常など）
2) 脂質異常症
3) 高血圧
4) 高尿酸血症・痛風
5) 冠動脈疾患
6) 脳梗塞・一過性脳虚血発作
7) 非アルコール性脂肪性肝疾患
8) 月経異常・女性不妊
9) 閉塞性睡眠時無呼吸症候群・肥満低換気症候群
10) 運動器疾患（変形性関節症：膝関節・股関節・手指関節，変形性脊椎症）
11) 肥満関連腎臓病

2．肥満症の診断には含めないが，肥満に関連する健康障害

1) 悪性疾患：大腸がん・食道がん（腺がん）・子宮体がん・膵臓がん・腎臓がん・乳がん・肝臓がん
2) 胆石症
3) 静脈血栓症・肺塞栓症
4) 気管支喘息
5) 皮膚疾患：黒色表皮腫や摩擦疹など
6) 男性不妊
7) 胃食道逆流症
8) 精神疾患

（肥満症診療ガイドライン 2022）

生活習慣病と
肥満症生活習慣改善指導士

2章
肥満症総論

肥満症と動脈硬化

肥満症各論

肥満症・メタボリックシンドローム対策

2．内臓脂肪蓄積

● 肥満の健康障害には，体重絶対量よりも体脂肪のつく部位（脂肪分布）が関係する。

● 内臓脂肪が過剰に蓄積すると，高血糖，血圧高値，高TG血症，低HDL-C血症などの健康障害の集積が，男女とも連続的に増加する。

● 臍レベルのCTによる内臓脂肪面積 $\geq 100\,cm^2$ を内臓脂肪蓄積ありとする。

● 内臓脂肪面積 $= 100\,cm^2$ に対応するウエスト周囲長（男性85cm，女性90cm）を内臓脂肪蓄積のスクリーニング指標としている。同じ内臓脂肪面積であれば，女性は皮下脂肪が多いため，基準値は女性が男性よりも高い。

3．ウエスト周囲長の測定法

　従来，身体計測法ではウエスト／ヒップ比や腹背部前後径などが内臓脂肪量の推定指標となり得るとの報告があったが，現在では標準的な身体計測法として，ウエスト周囲長計測が行われている。標準的なウエスト周囲長測定法と測定時の注意点（図2）としては，測定部位はウエストの最小径ではなく，臍位置である。腹部がせり出し，臍が下垂した例では，内臓脂肪量を正確に反映しない可能性があるため，肋骨弓下縁と上前腸骨棘（上前腸骨突起部）を結ぶ線の中点で計測する。また，誤差をなくすには立位姿勢で自然呼気終末位に計測するなど，計測条件を一定にすることが重要である。最近，体格差，特に身長差を考慮してウエスト／身長比がより妥当な指標との報告もあるが，簡

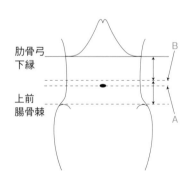

【測定部位】
①臍位：**A**
②過剰な脂肪蓄積で腹部が膨隆下垂し，臍が正常位にない例では，肋骨弓下縁と上前腸骨棘の中点：**B**[*]

【姿勢・呼吸】
①両足を揃えた立位で，緊張せずに腕を両側に下げる。
②腹壁の緊張をとる。
③軽い呼気の終期に計測

【計測時の注意点】
①非伸縮性のメジャーを使用
②0.1cm単位で計測
③ウエスト周囲長の前後が水平位になるように計測
④メジャーが腹部にくい込まないように注意
⑤食事による測定誤差を避けるため，空腹時に計測

[*]通常，海外でウエスト周囲長測定部位は**B**であり，日本での測定部位**A**（内臓脂肪評価の臍位CT部位に一致）との比較は慎重にすべきである。下表：日本の大規模コホート研究で測定部位の違いによるウエスト周囲長の対応関係を検討した結果。現在，国際糖尿病連合は日本を含むアジア地域のメタボリックシンドローム診断のためのウエスト周囲長（測定部位**B**：中点）の基準値として，男性90cm，女性80cmを提唱しているが，これは日本の測定部位**A**：臍位に置き換えると，男性の場合は約90cmのままであるが，女性の場合は約84cmと大きくなる。

測定部位B：中点 (cm)		70	75	80	85	90	95	100
測定部位A：臍位 (cm)	男性	71.8	76.5	81.1	85.7	90.3	95.0	99.6
	女性	75.2	79.6	83.9	88.3	92.6	97.0	101.3

厚生労働科学研究「特定健診・保健指導におけるメタボリックシンドロームの診断・管理のエビデンス創出に関する横断・縦断研究」平成26年度総合研究報告書. 2015

図2　標準的ウエスト周囲長測定法と測定時の注意点
（肥満症診療ガイドライン2022）

便で実用的，かつ内臓脂肪量との相関では有意差を認めないことから，ウエスト周囲長で大きな問題はないと思われる。

4. メタボリックシンドローム（第1章）

- 内臓脂肪蓄積に加え，脂質異常（高TG血症かつ／または低HDL-C血症），血圧高値，高血糖を軽度でも複数（3項目のうち2項目以上）合併しているものと定義している。
- メタボリックシンドロームの診断は，動脈硬化性疾患の予防が目的で，BMI ≧ 25の例も含む。
- 身体活動度の増加や過食の防止などの生活習慣の改善によって内臓脂肪を減少させ，危険因子を総合的に改善することを目指している。
- 日常診療で肥満と判定した場合，二次性肥満（症候性肥満）を考慮する（表2）。その際，原発性肥満（単純性肥満）と同様に，肥満に起因ないし関連する健康障害の判定を行うが，その治療は主として原因疾患の要因に対して行う。

表2　二次性肥満（症候性肥満）についての考え方

日常診療では，肥満と判定した場合，下記の二次性肥満について考慮する必要がある。これについて，原発性肥満（単純性肥満）と同様に，肥満に起因ないし関連する健康障害の判定を行うが，その治療は主として原因疾患の要因に対して行う必要がある。

■二次性肥満■

1）内分泌性肥満
　　①Cushing 症候群
　　②甲状腺機能低下症
　　③偽性副甲状腺機能低下症
　　④インスリノーマ
　　⑤性腺機能低下症
　　⑥多嚢胞性卵巣症候群
2）遺伝性肥満（先天異常症候群）
　　①Bardet-Biedl 症候群
　　②Prader-Willi 症候群

3）視床下部性肥満
　　①間脳腫瘍
　　②Frölich 症候群
　　③Empty sella 症候群
4）薬物による肥満
　　①向精神薬
　　②副腎皮質ホルモン

(肥満症診療ガイドライン 2022)

Q1 肥満症とメタボリックシンドロームの疾患概念の違いは何ですか。

　　　BMI ≧ 25 の肥満者のうち，肥満に起因ないし関連し，減量を要する 11 項目の健康障害（表 1）が 1 つ以上あるか，1 つもなくても内臓脂肪蓄積を伴う高リスク肥満なら，肥満症と診断されます。一方，メタボリックシンドロームは肥満の基準（BMI ≧ 25）に達せずとも，内臓脂肪の過剰蓄積があり，それに基づく脂質異常，血圧高値，高血糖の 3 項目のうち 2 つ以上持つ危険因子の集積病態です（第 1 章）。

　つまり肥満症は，肥満に，減量で改善できる多数の健康障害が伴って生じる疾患概念で治療の対象になります。一方，メタボリックシンドロームは内臓脂肪の過剰蓄積で心血管疾患の危険因子が複数重なる病態を言い，内臓脂肪の減量で心血管疾患の高リスク者を効率的に絞り込むための概念です。

Q2 皮下脂肪と内臓脂肪の違いは何ですか。

　　　皮下脂肪は文字通り，体表面皮下に蓄積する脂肪組織，内臓脂肪は腹腔内の消化管から肝臓まで血管の通る腸間膜や大網に付着する脂肪組織です。

　　　皮下脂肪細胞は増殖能が高く，内臓脂肪細胞の増殖能はさほど高くないが，脂肪合成・分解能が高く代謝活性が活発で，細胞が肥大化しやすいため，内臓脂肪内にTGが過剰に蓄積します。TGは遊離脂肪酸とグリセロールに分解され，門脈を介して速やかに，かつ大量に肝臓に流入します。内臓脂肪が蓄積すると糖代謝異常や脂質代謝異常につながりやすいのはそのためと言われています。

　肥大化した内臓脂肪細胞では，アディポサイトカインと総称される生理活性物質の分泌過剰・低下などの産生異常や，酸化ストレス，炎症性サイトカインなどの放出によって，生活習慣病につながることがわかっています。

文　献

1）日本肥満学会編. 肥満症診療ガイドライン 2022. ライフサイエンス出版. 2022
2）Int J Obes 1991；15：1-5
3）https://www.mhlw.go.jp/content/000711005.pdf　厚生労働省　令和元年（2019）年国民健康・栄養調査結果の概要

2 高度肥満，高度肥満症とは

▶ 高度肥満を含む肥満人口は世界的に増加し，先進国のみならず途上国でもさまざまな合併症の誘因として問題となっている。

▶ 高度肥満例の中には，肺塞栓症や心不全など，見逃してはならない合併症を持つ例もあり，適切な医療機関へ紹介すべき例も少なくない。

▶ 肥満治療では通常の肥満と同様に食事指導や適切な運動療法が主となるが，その導入を円滑に進めるためには行動療法の併用も重要である。難治性の高度肥満例では外科治療の適応となる例もある。

高度肥満症，合併症，食事療法，行動療法，外科治療

高度肥満の定義と診断基準

● 高度肥満症は治療が困難な例や肥満に合併症を伴う例も多いが，高度肥満は必ずしも治療の困難度や合併症の数などを意味するものではなく，肥満度での判定が一般的である。肥満度の指標であるBMI（body mass index）は身長と体重から算出する（2章-1）。

BMI＝ 体重(kg) / [身長(m)]^2

● 日本では，高度肥満を含む肥満の判定と肥満症の診断基準は，日本肥満学会編「肥満症診療ガイドライン 2022」[1）では，肥満の指標BMIで肥満度を分類している（2章-1，表1）。

● 高度肥満は肥満症治療の難易度，合併症の数や重症度を反映するものではなく，一般に肥満度から判定し，BMI ≧ 35kg/m^2 を対象とする。

高度肥満の病態

● 肥満は成因別に原発性肥満と二次性肥満に分けられる。高度肥満では二次性肥満の鑑別が必要である。

● 肥満者の9割近くは，食習慣の乱れや運動不足などの環境因子に遺伝因子が加わって起こる多因子遺伝疾患の原発性肥満である。

- 二次性肥満は，原因疾患の1つの症状として肥満が発現する症候群をさす。高度肥満の診断では，原発性肥満に加え，その要因となる二次性肥満（内分泌性肥満，遺伝性肥満，視床下部性肥満，薬物による肥満）と鑑別する必要がある[2]。
- 中でも頻度の高い内分泌性肥満には，Cushing症候群，多嚢胞性卵巣症候群，甲状腺機能低下症，性腺機能低下症などがある。遺伝性肥満にはPrader-Willi症候群などがあり，確定診断には染色体検査を行う。視床下部性肥満には間脳腫瘍などがあり，画像検査や内分泌検査などで鑑別する。
- 肥満を誘発する薬物として，向精神薬や副腎皮質ホルモンの長期服用，また糖尿病治療薬でもスルホニル尿素（SU）薬やインスリン注射などに注意する。

高度肥満に起因ないし関連し減量を要する合併症

- 高度肥満では合併症を認める例が多い。特に①肺胞低換気症候群，②心不全，③静脈血栓症，肺塞栓症，④睡眠呼吸障害，⑤変形性関節症の合併は要注意である。肺胞低換気症候群とは，肥満に慢性の高二酸化炭素血症や低酸素血症を伴う病態をさす。
- さらに，高度肥満はしばしば重篤な心不全を呈し，胸部X線撮影で著明な心拡大や肺うっ血などの所見を認める（図1）。
- 肥満低換気症候群（4章-10）や心不全の治療は，急性期人工呼吸管理など心肺管理と合わせて，慢性期の体重管理が重要である。心不全に限らず，高度肥満例では静脈血栓症・肺血栓塞栓症や変形性関節症なども重篤化する場合が多い。
- 高度肥満の変形性関節症は，主に荷重による関節軟骨の磨耗によって，関節痛や運動障害をきたすと考えられる。変形性関節症には変形性膝関節症や変形性股関節症などがあり，病状によっては減量と同時に，人工関節置換術などを検討する（図2）。変形性関節症の診断は運動時の痛み，歩行距離などの臨床症状と，X線撮影などの画像検査で行う。
- 変形性関節症では股関節と膝関節が重要で，ともに肥満によって関節軟骨や骨に変

治療前　　　　　　　　　　　　治療後

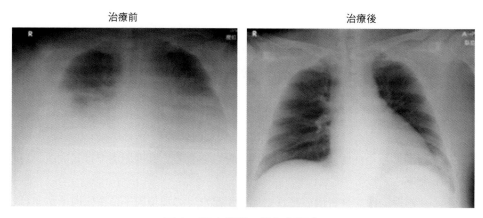

図1　高度肥満に伴う心不全

治療前　　　　　　　　　　　　　　　　人工関節置換術後

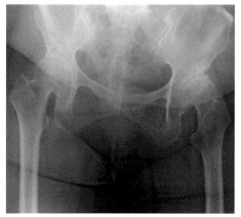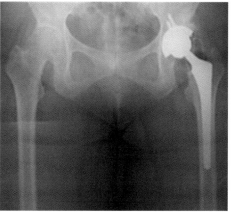

図2　高度肥満に伴う変形性股関節症

形・障害が生じる。股関節症と膝関節症以外に，腰痛症では，椎間板ヘルニアなどによる坐骨神経痛を伴う複雑性の病態と，坐骨神経痛を伴わない腰部の筋肉や筋膜の疲労が原因の単純性の病態がある。

●高度肥満にはまた，血清クレアチニンやシスタチンCの上昇などを示す腎機能障害を伴う例もある。腎機能障害の初期には，蛋白尿は減量で改善する例もあるが，放置すれば腎不全へ進行する可能性が高くなる。　鑑別診断で慢性糸球体腎炎などの器質的疾患を除外する。肥満関連腎臓病は，肥満とアルブミン尿または蛋白尿の出現が特徴であるが，診断が困難な例も多い。発症要因は，体液増加による腎糸球体濾過率の亢進や糸球体輸出動脈の内圧亢進などである。

●高度肥満では社会的問題や精神的問題を抱えている例も非常に多い[2]。社会的には職場や学校，家庭でもストレス要因が多く，それらに起因する適応障害と思われる例がある。高度肥満ではうつ傾向，うつ病を伴う例があり，抗うつ薬服用例では肥満が薬物の副作用による場合もある。精神科医と連携し，無理のない減量指導を行うことが大切である。

チーム医療での高度肥満症治療

●高度肥満症では一般に治療に難渋する例が多いことを前提に，食事や運動による生活習慣の改善に加え，マジンドール（サノレックス®）などの食欲抑制薬の適応を検討する。

●高度肥満の診療を進める上で，医師に加え，患者個々に生活面を含む支援を行う看護師，栄養面で支援する管理栄養士，そして理学療法士，臨床心理士などによるチーム医療が重要である。食事・運動療法の継続による減量体重の維持などの側面からチーム医療の強化を図る[3-5]。その中でセルフモニタリングによる行動療法も行う。

治療アプローチとしての行動療法

- 行動療法は高度肥満例の治療的主体性を高め，減量の長期維持を可能にする優れた治療法である。行動療法では，まず肥満症の発症因子，治療を阻害する問題点を抽出する。その分析に基づいて食行動を含む生活習慣を修正し，適正行動の実践を図る。

- 次に，修正された行動が継続し，それによって誤った認識が修正されるために，適正行動を継続させる患者の高い動機水準とその維持が必須になる。動機水準の向上と継続には，適正行動の実践を通して得られる一定の報酬も必要である。体重減少に加え，血糖値やHbA1cなどの検査値の改善がこれに相当する。

- 家族や知人のほめ言葉も心理社会的な報酬となる。医師は減量治療を始める前に患者の減量への動機づけを十分に行い，それを治療中も減量後もチーム医療で再確認し，結果が伴えばほめるという報酬を与えることで減量の維持が可能になる。

- さらに，行動変容が患者自身の気づきに基づくことが重要である。患者自らが問題に気づき，生活習慣を改善する行動を自主的に選択遂行した場合は減量の長期維持が可能になる。

高度肥満症治療としての外科療法

- 高度肥満症で内科治療抵抗性の例は，肥満外科治療の適応となりうる[5]。大幅な減量を目的とした肥満外科治療やメタボリックサージェリーが日本でもいくつかの施設で認められている。

- 日本でも2014年4月，腹腔鏡下スリーブ状胃切除術については保険適応となった。保険適応基準は，内科治療抵抗性の$BMI \geqq 35kg/m^2$の高度肥満で，糖尿病，高血圧，脂質代謝異常のいずれかを伴う患者である。

- 肥満外科治療を進める際は，外科だけでなく内科と連携し，まず内科治療継続の有効性，肥満外科治療の適応などについて内科と外科で十分に検討する。術前には糖尿病などの肥満関連合併症の評価や心血管系の機能評価を内科や各専門科で行う。

- 身体面に加え，心理面や行動特性も評価する。高度肥満症でうつ病，摂食異常症などの精神的問題を伴う例ではより慎重に評価する。

- 外科治療の報告も増え，高度肥満症への外科治療が内科治療に比べて減量維持や糖尿病改善に有用との報告もあり，今後の発展が期待される。

Q&A

Q1 高度肥満症で外科治療の対象となるのはどのような方ですか。

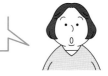

　　日本の保険診療として，外科治療は腹腔鏡下スリーブ状胃切除術のみです。この手術は，「6ヵ月以上の内科的治療によっても十分な効果が得られないBMI ≧ 35の肥満症で，糖尿病，高血圧症，脂質異常症または閉塞性睡眠時無呼吸症候群のうち1つ以上を合併している患者」という原則に加え，BMI 32.5 - 34.9の肥満症患者でも一定の条件を満たせば適応とされています。

　　また先進医療として，上記スリーブ状胃切除術に小腸バイパスを加えたスリーブバイパス術（スリーブ状胃切除術＋十二指腸スイッチ術）は，BMI ≧ 50kg/m^{2}の超重症肥満例のみならず，代謝疾患に効果的であることから，糖尿病などの寛解・改善をめざす例などが対象となっています。

文　献

1）日本肥満学会編. 肥満症診療ガイドライン2022. ライフサイエンス出版. 2022
2）The Lipid 2017；28（4）：52-6
3）日本内科学会雑誌 2001；90：154-65
4）医学のあゆみ 2004；4：827-34
5）ホルモンと臨床 2013；61：79-83

3 | 小児肥満，小児肥満症とは

- ▶ 小児期の肥満は，実測体重と標準体重から算出した肥満度で判定する。学童期（6歳以上）以降は，性・年齢を問わず＋20％以上を肥満，＋50％以上を高度肥満とする。
- ▶ 小児肥満の頻度は2000年頃をピークに漸減傾向にあるが，高度肥満の頻度は減少していない。
- ▶ 二次性肥満を原発性肥満から区別するには，身長と体重の経年変化をグラフ化した成長曲線の作成が有用である。原発性肥満の多くは，幼児期‐学童期に肥満を発症し，身長が平均より高い。一方，二次性肥満には，早期の発症，急激な進行，低身長，身長増加速度の低下などの徴候が見られる。
- ▶ 小児肥満は成人肥満に比べて，長い罹病期間と小児から成人への移行，脂肪細胞数の増加，生殖年齢以前の発症，精神面への影響，という特徴がある。
- ▶ 小児肥満症の診断は，肥満度による肥満の判定と，肥満に伴う健康障害(A項目：肥満治療を要する医学的異常，B項目：肥満と関連の深い代謝異常，参考項目)の該当数を組み合わせて行う。
- ▶ 小児期の肥満治療は，バランスの取れた食習慣，適度な運動習慣，健康的な生活リズムを指導することを原則とする。それによって，体重は減少しないまでも増加傾向が減弱し，その期間に得られる身長増加によって肥満の軽減が期待できる。
- ▶ 最終身長に近い思春期小児については，身長増加による肥満軽減の見込みは少ないため，成人肥満症と同様に，3‐5％の体重減少を目標に標準体重当たり25kcal/日の低エネルギー食を指導することも多い。
- ▶ 小児肥満症を伴っている場合には，肥満に伴う健康障害の数を減らすことが治療目標となる。

keyword

小児肥満，小児肥満症，肥満度，成長曲線，食育

小児の肥満の判定

小児肥満も成人肥満と同様に，体脂肪が過剰に増加した状態として定義される。肥満

表1　肥満度による小児肥満の判定（6-17歳）

● **計算式**　肥満度（%）＝[（実測体重－標準体重*）÷標準体重*]×100
　　　　　　　*標準体重：性・年齢・身長別に計算[1]

● **判　定**　　　　　　肥満度≦－20%　　　　やせ
　　　　　　　－20%＜肥満度＜＋20%　　　普通
　　　　　　　＋20%≦肥満度＜＋30%　　　軽度肥満
　　　　　　　＋30%≦肥満度＜＋50%　　　中等度肥満
　　　　　　　＋50%≦肥満度　　　　　　　高度肥満

[文献1)，9)から作成]

の診断にはインピーダンス法など体脂肪量を測定する方法も有用であるが，一般には，成人・小児とも，身長と体重の測定値を使って算出した体格指数で評価する。体格指数として，成人肥満ではBMI（body mass index）を使うのに対し，小児肥満では肥満度を使って肥満を判定する。

成人では，BMI＝22kg/m^{2}となる体重を標準体重，BMI≧25kg/m^{2}となる体重を肥満としている。しかし，BMIの計算式の特性上，身長の低い低年齢小児では標準的な体格でもBMIは低値をとる。例えば，ほぼ標準的な体格の小児のBMIは，5歳で15，10歳で17，12歳で18-19，15歳で20，17歳で21であり，成長とともに漸増して，成人後にBMI22となる。

このように，小児期には，BMIの一定値を使った肥満などの基準値の設定ができないため，BMIの性別年齢別パーセンタイル値や，BMIの性別年齢別SD（標準偏差）スコアを使って肥満を評価する方法もとられているが，本邦では，性・年齢によらず一定の基準で判定できる肥満度を使って小児肥満を評価している。

肥満度は性・年齢・身長別標準体重[1]からの距たりを百分率で表したもの（表1）であるため，標準体重の小児の肥満度は性・年齢を問わず0%となる。

幼児期には肥満度≧＋15%，学童期以降には肥満度≧＋20%を肥満と判定する。肥満度≧＋50%は高度肥満[1]，肥満度≦－20%はやせと判定される。

小児肥満の頻度

成人肥満と同様に，小児肥満もこの数十年間の生活習慣の変化によってその頻度が急激に増加したと考えられている。肥満度を指標とする肥満有病率の代表的な調査である文部科学省（文科省）学校保健統計では，小児肥満の頻度は男女とも各年齢で1977-2000年に大幅に増加した（12歳男子6.6→11.0%，12歳女子6.7→10.1%，図1）。

しかしその後，2005年頃を境に肥満頻度は漸減傾向に転じ，2015年には12歳男子9.1%，12歳女子8.4%となった（図1）。世界中で小児肥満の増加が社会問題化しているなか，本邦の小児肥満が減少傾向に転じたことは特筆すべきである。この減少が小児肥満の診療，保健指導，社会啓発によるものであるとすれば，ここに肥満症対策の重要な鍵が存在する可能性がある。

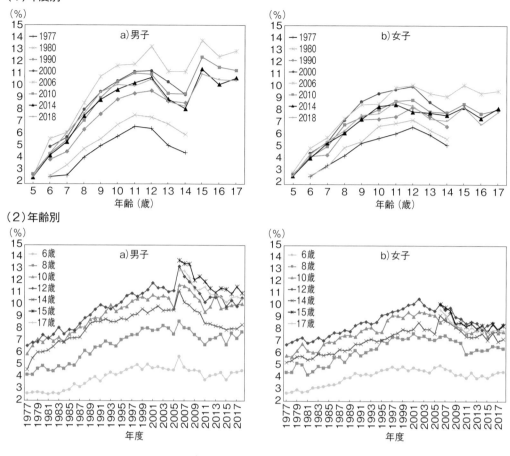

（1）年度別

a）男子

b）女子

（2）年齢別

a）男子

b）女子

図1　日本人小児の肥満頻度の推移（1977-2018年度）

「平成30年度学校保健統計調査結果の概要」から作図。本資料では，小児肥満の判定基準である肥満度≧＋20％を「肥満傾向児」と表記している。なお，平成17年度までは，性別・年齢別の身長別平均体重を標準体重に，18年度からは，計算式[1]により求めた性別・年齢別・身長別標準体重を標準体重に設定して肥満度（表1）を算出した。

文部科学省e-Stat政府統計の総合窓口，平成30年度学校保健統計調査結果の概要，2018
https://www.mext.go.jp/component/b_menu/other/__icsFiles/afieldfile/2019/03/25/1411703_03.pdf

　ただし，高度肥満の頻度には大きな変化はなく，2007-2018年の調査では，中学校2年の男子で約2％，女子で約1％と，減少傾向は認められない[2]。

小児肥満の発症要因

　小児肥満の増加の要因として，まず摂取エネルギー量と脂肪摂取割合の増加，運動習慣の減少があげられる。その他，睡眠時間の減少，メディア曝露の増加，夜間の照明，社会的ストレスの増加，乳児期の人工栄養の増加などの関連が指摘されている。食習慣や運動習慣など，生活習慣が劇的に変化した現代において，太りやすい形質を持つ小児の多くが肥満を発症したものと考えられる。この太りやすい形質は，倹約遺伝子多型に代表される遺伝要因に加えて，出生前・出生直後の環境要因による遺伝子発現の変化によってももたらされるとされる[3]。

肥満小児の生活習慣調査では，食習慣については「間食が多い」「ながら食い」「摂取カロリー過多」など，運動習慣については「テレビなどの視聴時間が長い」「運動が苦手」「運動習慣がない」などの報告が多い。一方，小児期の生活習慣の乱れが，肥満の発症だけでなく，種々の身体疾患，行動異常，学習意欲や体力・気力の低下にもつながる，という趣旨の情報がマスメディアなどに散見され，一部には科学的根拠を欠くものも含まれている。しかし，生活習慣の乱れと肥満発症の関連は経験的には多くの人に受け入れられていて，2006 年に文科省は「早寝早起き朝ごはん」を国民運動として位置づけ，社会体制から変革していくことにより，子どもの不健康な生活習慣を是正しようと試みている。成人の肥満や肥満症を減らすためには，小児のうちに健康的な生活習慣を獲得させておかねばならないことは誰もが認めるであろう。

肥満の要因として，原発性（単純性）と二次性（症候性）の区別があることは成人肥満と同様である。肥満の原因として明らかな疾病を確認できないものを便宜上，原発性肥満（従来の単純性肥満を改称）と呼び，小児肥満のほとんどを占める。小児肥満のなかのごく一部は，中枢神経系や内分泌系などの特定の疾病・病態により肥満を発症した二次性肥満である。二次性肥満と原発性肥満を区別するには，身長と体重の経年変化をグラフ化した成長曲線の利用が有用である。原発性肥満の多くは，幼児期-学童期に肥満を発症し，身長が平均より高い。一方，二次性肥満には，発症時期が早い，急激な進行，低身長，身長増加速度の低下，などの徴候がある。原発性肥満と二次性肥満では，治療のアプローチ方法が全く異なるため，初診時に確実な区別が必要である。

小児肥満の特徴

成人肥満に対し，小児肥満には次のような特徴がある[4]。

1．長い罹病期間と成人肥満への移行

小児肥満は，特に幼児期と思春期にその端緒が見られ，その後，顕在化する例が多い。小児肥満で発症しそのまま成人肥満に移行した例と，成人肥満の好発年齢である中年以降に発症した例を比較すると，肥満の罹病期間は小児期発症例の方が数十年長いことになる。罹病期間が長いほど肥満による健康障害は多いとされることから，小児肥満への対策が重要であることがわかる。肥満小児の小児診療科から成人診療科への移行には診療科を超えた対応が必要となるため，近年，移行期医療として重要視されている。

2．脂肪細胞数の増加

肥満の発症は，出生後短期間までの脂肪細胞数の増加と，それ以後には個々の脂肪細胞の肥大によるというのが従来の定説であった。ところが近年，成人期の脂肪細胞数は，小児期や思春期の脂肪細胞の増加により規定されることが明らかになってきた[5]。成人期に同程度の体脂肪量の肥満であったとしても，この脂肪細胞の成り立ちの違いが，減食療法への反応性や代謝障害への進展リスクなど，肥満の予後に影響を与える可能性も指摘されている。

3．生殖年齢以前の発症

　成人肥満の多くが生殖年齢かそれ以後に発症するのに対し，小児肥満はそれ以前の，生殖を可能にするために身体各臓器が成長・発達する過程で発症する。小児期・思春期の肥満では月経周期異常の頻度が高く，高インスリン血症を基盤とした多嚢胞性卵巣症候群（PCOS）の発症など，その後の不妊や母体・胎児の健康障害へとつながる可能性のある病態の頻度も高い。

4．精神面への影響

　小児期から成人期にかけての精神発達は，その後の人生を大きく左右する要素である。小児期に肥満していることが小児の精神発達へ与える影響は，個々人によって大きく異なると考えられるが，一部の例では高度肥満を契機に社会的不適応をきたすことがまれではない。

小児肥満症の診断

　小児肥満症の診断基準は2002年に策定された[6,7]が，その後の医学的知見の集積を反映させて，「小児肥満症診療ガイドライン2017」では表1のように修正された[7,8]。小児肥満症の定義は，成人肥満症の概念を踏襲し，「肥満に起因ないし関連する健康障害（医学的異常）を合併するか，その合併が予測される場合で，医学的に肥満を軽減する必要がある状態をいい，疾患単位として取り扱う」とされた。小児肥満症の診断基準では，肥満に伴う健康障害を，A項目，B項目，参考項目の3ランクに分けて，合併する健康障害の組み合わせにより小児肥満症を診断する（表2）。

1．A項目

　「肥満治療が特に必要となる医学的異常」として，高血圧，睡眠時無呼吸症候群などの換気障害，2型糖尿病・耐糖能障害，内臓脂肪型肥満，早期動脈硬化症の最重要5項目を採用している。内臓脂肪型肥満は，ウエスト周囲長（腹囲）≧80cm（小学生では75cm以上，ウエスト周囲長／身長の比0.5以上を含める），内臓脂肪面積≧60 cm^{2}を採用している。

2．B項目

　「肥満と関連の深い代謝異常」として，非アルコール性脂肪性肝疾患，インスリン抵抗性，脂質・尿酸代謝異常をあげている。このなかで，インスリン抵抗性の指標である高インスリン血症・黒色表皮腫は小児肥満症独自の指標である。

3．参考項目

　小児肥満で有所見の頻度が高い，皮膚病変，運動器異常，月経異常，社会不適応，出生時体重が採用されている。肥満症に特異的ではないため，2項目以上でB項目の1つと等価としている。

表2　小児肥満症の診断基準

● **肥満の判定**

肥満度≧＋20，かつ体脂肪率が有意に増加した状態

有意な体脂肪率の増加とは，男児：体脂肪率≧25％（年齢を問わず），女児：体脂肪率≧30％（11歳未満），体脂肪率≧35％（11歳以上)をさす

● **肥満症の定義**

肥満に起因ないし関連する健康障害(医学的異常)を合併するか，その合併が予測される場合で，医学的に肥満を軽減する必要がある状態をいい，疾患単位として取り扱う

● **適用年齢　6-18歳未満**

● **肥満症の診断**

肥満に伴う健康障害の区分	診断方法
A項目　肥満治療を必要とする医学的異常	(1) A項目を1つ以上有する
B項目　肥満と関連が深い代謝異常	(2) 肥満度≧＋50％でB項目の1つ以上を有する
参考項目　身体的因子や生活面の問題	(3) 肥満度＜＋50％でB項目の2つ以上を有する
	※参考項目：2つ以上でB項目1つと同等とする

診断基準に含まれる肥満に伴う健康障害

A項目	**B項目**
1) 高血圧	1) 非アルコール性脂肪性肝疾患 (NAFLD)
2) 睡眠時無呼吸症候群 (SAS) などの換気障害	2) 高インスリン血症かつ/または黒色表皮症
3) 2型糖尿病・耐糖能障害	3) 高TC血症かつ/または高non HDL-C血症
4) 内臓脂肪型肥満※	4) 高TG血症かつ/または低HDL-C血症
5) 早期動脈硬化症	5) 高尿酸血症

参考項目	
1) 皮膚線条などの皮膚所見	※内臓脂肪型肥満は，ウエスト周囲長（腹囲）≧80cm（小学生≧75 cm，ウエスト周囲長cm/身長cmが0.5以上を含める），内臓脂肪面積≧60cm^{2}を採用している。
2) 肥満に起因する運動器機能障害	
3) 月経異常	
4) 肥満に起因する不登校・いじめなど	
5) 低出生体重児または高出生体重児	

(小児肥満症診療ガイドライン 2017)

小児肥満・肥満症の治療方針

　小児肥満の治療方針は，肥満小児へバランスの取れた食習慣，適度な運動習慣，健康的な生活リズムを指導することにより，体重が減少しないまでも体重増加傾向が減弱すれば，その期間に得られる身長増加によって肥満の軽減を達成できる，というものである。そのためには，小児とその保護者に，数年かかる治療期間を意識できるような動機づけが必要である。この小児期特有の治療目標を小児とその保護者と共有し，理解してもらうためには，成長曲線上に記入した身長と体重の測定値の推移を元に治療経過を説明することが有用である。

　食事療法では，特に学童期に体重減少に至るまでのエネルギー制限を行うと，長続きせずリバウンドを招くことが多く，身長などの成長を妨げる可能性もあるため，現状体

重の維持を目標にすることが多い。ただし，最終身長に近づいた思春期小児では大きな身長の伸びが期待できないため，特に健康障害を伴う例では，成人肥満症と同様に，3-5％の減量を目標に，標準体重当たり25 kcal／日の低エネルギー食を指導することも多い。

運動療法には，散歩や持久走などのような有酸素運動と，筋力トレーニングに代表される無酸素運動の2種がある。肥満小児にはまず散歩，ウォーキング，ランニング，水泳などの有酸素運動を指導するが，最終身長に達した思春期肥満には，成人と同様にレジスタンス運動などの筋力トレーニングを指導することもある。食事療法開始1-2ヵ月後頃には生体の適応として消費エネルギーが減少するため，同じ摂取エネルギー制限を続けていても体重が減少しなくなる。この時期に合わせて運動量を増やしていくことによって，さらなる体重減少を得ることができる。身体活動計を使って目標を設定し，時間を区切ったウォーキングなどを行うと動機づけしやすい。高度肥満小児の平均歩数は11,000歩／日で，小学校高学年児童の平均歩数15,000歩／日とは差があるため，現状＋1,000歩／日程度からの漸増を勧める[9]。また，膝関節痛などの整形外科的合併症を伴う例には水泳やエアロバイクを勧める。

肥満・肥満症の治療は主に外来でなされることが多いが，健康障害の治療または動機付けを目的として入院でも実施される。小児肥満，小児肥満症の治療を小児期に行うことの意義は，小児期にすでにみられる肥満による健康障害を改善するとともに，小児肥満が成人に持ち越され成人肥満症へ進展することを予防することにある。

つまり，小児肥満症治療の基本方針は，小児の正常な発育を妨げないことを大前提に，内臓脂肪を減少させ，肥満によって生じた健康障害を改善してその数を減らし，小児期にすでに加速している動脈硬化の進行を遅らせて，最終的には成人後の心血管病や2型糖尿病の発症を予防する（小児期にすでに発症している場合は，治療する）ことである[10]。

小児肥満の予防

小児肥満の発症には食習慣，運動習慣，生活リズムなどの関与が想定されているため，肥満を予防するためには健康的な生活習慣の指導が重要である。

本邦では，文科省が2006年から「早寝早起き朝ごはん」を国民運動として展開し，社会体制から変革していくことにより，子どもの不健康な生活習慣を是正しようと試みている。また，子どもの健全な心と身体を培い，すべての国民が心身健康で生涯にわたって生き生きと暮らすための食育基本法の理念に則って，学童期，思春期の食育目標が定められている（表3）。

身体活動については，「子どもの身体活動ガイドライン」で，1日合計60分以上身体を動かすよう推奨されている[11]。また，勉強以外のテレビ視聴やゲームなどの不活発行動を1日当たり1-2時間未満にすることも推奨されている[12]。

生活リズムについては，肥満発症との因果関係が未解明な部分もあるが，健康集団の調査結果から導き出された生活リズム・生活習慣が推奨されている。具体的には，まず

表3　学童期，思春期の食育目標

学童期　食の体験を深め，食の世界を広げよう
- 1日3回の食事や，間食のリズムがもてる
- 食事のバランスや適量がわかる
- 家族や仲間と一緒に食事づくりや準備を楽しむ
- 自然と食べ物のかかわり，地域と食べ物のかかわりに関心を持つ
- 自分の食生活を振り返り，評価し，改善できる

思春期　自分らしい食生活を実現し，健やかな食文化の担い手になろう
- 食べたい食事のイメージを描き，それを実現できる
- 一緒に食べる人を気遣い，楽しく食べることができる
- 食料の生産・流通から食卓までのプロセスがわかる
- 自分の身体の成長や体調の変化を知り，自分の身体を大切にできる
- 食にかかわる活動を計画したり，積極的に参加したりすることができる

(厚生労働省雇用均等・児童家庭局母子保健課. 食を通じた子どもの健康育成 (いわゆる「食育」の視点から) のあり方に関する検討会報告書, 2004)

幼児期には家族で夕食をとり，10時間半以上の睡眠をとり，平日や夕食後のテレビ視聴を2時間以内に留めることが推奨され，次に学童期には8時間以上の睡眠をとり，長いスクリーンタイムを避けることが推奨されている[11]。

　一方，小児肥満の発症には，小児本人の要因だけではなく，家庭や社会の要因の関与が大きい。家庭の要因については，医療機関だけでなく地域や学校を通じて小児とその家族へ健康的な生活習慣についての啓発を行うことが重要である。社会の要因については，学校カリキュラムで運動時間の確保，運動できる社会環境の整備，健康的な食品が適切な価格で供給されることなど，個人の努力では乗り越えられない壁もある。小児肥満，成人肥満をこれ以上増やさないためには，健康的な社会への変革を目指した提言が必要である。

Q&A

Q1 小児肥満症と小児メタボリックシンドロームはどのように違うのでしょうか。

　　　近年の小児肥満の増加は，小児期に見られる健康障害としてだけでなく，成人肥満へ移行した後の動脈硬化性疾患発症リスクとしてとらえられるようになりました。そこで，2002年に「小児肥満症診断基準」が，2007年に「小児メタボリックシンドローム診断基準」が策定されました。

　「小児肥満症」は，肥満そのものに由来する健康障害やリスク増加を伴っていて治療が必要な状態，「小児メタボリックシンドローム」は，肥満に加えて複数の動脈硬化進展リスクを伴う状態をさしています。両診断基準の基本概念は成人のものを踏襲していますが，小児の基準では，動脈硬化進展リスクを早期に発見するために，成人の基準に比べて軽度な異常でも該当するよう設定されています。どちらも，小児肥満への早期介入を行うための目安となっています。

文　献

1) 児童・生徒・学生及び幼児の健康診断の実施. 文部科学省スポーツ・青少年局学校健康教育課監修. 児童生徒等の健康診断マニュアル（平成27年度改訂）. 日本学校保健会. 2015. p35-41
2) 文部科学省e-Stat政府統計の総合窓口，平成30年度学校保健統計調査結果の概要，2019
　http://www.mext.go.jp/component/b_menu/other/__icsFiles/afieldfile/2019/03/25/1411703_03.pdf
3) Pediatr Diabetes 2008；9（4 Pt 1）：285-90
4) 花木啓一. IV. どのように診断・治療・フォローすればいいの？ 肥満・肥満症・メタボリックシンドローム. 長谷川奉延編. 小児科学レクチャー3（5）. 総合医学社. 2013
5) Nature 2008；453：783-7
6) 肥満研究 2002；8：204-11
7) Pediatr Int 2003；45：642-6
8) 肥満研究 2014；20（2）：i-xxvi ／ 20：136-8
9) 小児肥満症診療ガイドライン2017. 日本肥満学会編，ライフサイエンス出版. 2017.
10) 富樫健二. 運動療法の基本. 小児のメタボリックシンドローム. 日本小児内分泌学会編. 診断と治療社. 2008. p71-6
11) 小児科臨床 2014；67：2455-60
12) 竹中晃二. アクティブ・チャイルド60 min－子どもの身体活動ガイドライン. 日本体育協会編. サンライフ企画. 2010
13) J Clin Endocrinol Metab 2017；102：709-57

3章 肥満症と動脈硬化

1 肥満と生活習慣病，動脈硬化性疾患に至る病態

- ▶食生活の偏り，身体活動量の不足を背景に起こる内臓脂肪蓄積を基盤に，脂質異常，血圧高値，高血糖を複数合併する動脈硬化性疾患の易発症病態がメタボリックシンドロームである。
- ▶蓄積内臓脂肪では，過剰な脂肪蓄積と同時に脂肪分解が生じ，糖・脂質代謝異常につながるとともに，肥大化脂肪細胞は低酸素状態に陥り，免疫細胞浸潤によって慢性炎症状態が惹起され，酸化ストレス上昇やアディポサイトカイン産生異常を招く。
- ▶肥満・内臓脂肪蓄積状態での高インスリン血症は，腎臓ではナトリウム再吸収を促すとともに，交感神経系活性化を介して高血圧を惹起する。
- ▶内臓脂肪蓄積例ではインスリン抵抗性を呈しやすく，2型糖尿病発症の高リスクとなる。内臓脂肪蓄積を伴う2型糖尿病は，特に動脈硬化性疾患の基盤病態と認識すべきである。
- ▶メタボリックシンドロームでは，個々の病態を別々に治療するよりも，まず食事・運動などの生活習慣改善指導によって上流にある内臓脂肪を減少させ，脂質・血圧・糖の異常を包括的に改善することが重要である。

keyword

内臓脂肪蓄積，メタボリックシンドローム，アディポサイトカイン，動脈硬化性疾患，リポ蛋白代謝異常，インスリン抵抗性，閉塞性睡眠時無呼吸，高尿酸血症，アルブミン尿

　動脈硬化性疾患の予防については従来，高血圧，喫煙，高コレステロール血症などのうち，個々の危険因子への対策がとられてきた。脂質，血圧，血糖の異常を含む複数の危険因子の集積する「マルチプルリスクファクター症候群」の中で，肥満・内臓脂肪蓄積を基盤とする病態がメタボリックシンドロームである。脂質異常，血圧高値，高血糖や，血管の動脈硬化性変化は自覚症状に乏しいため，対策が遅れがちである。

　健診は，対象者本人が心血管リスクを知るよい機会である。また，心血管イベント発生予防のため，健診後に生活習慣改善を支援するのが保健指導，さらに医療機関通院中の生活習慣病患者に行うのが療養指導である。身体活動量の不足や食生活の偏り（過食，脂質の過剰摂取，間食・夜食などの食事時間のずれ，早食いなど）といった環境・行動要因や遺伝的要因によって，内臓脂肪は蓄積する。

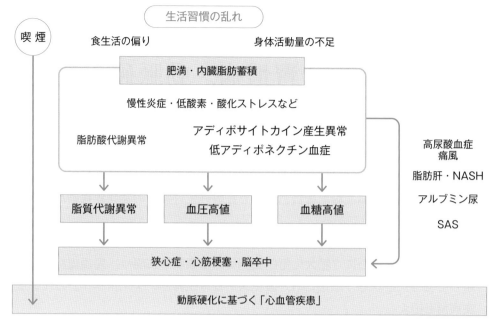

図1 肥満・内臓脂肪蓄積，メタボリックシンドロームの病態と健康障害

NASH：非アルコール性脂肪肝炎　SAS：睡眠時無呼吸症候群

　保健指導・療養指導では，生活習慣の乱れによって起こる内臓脂肪蓄積から各検査値異常が出現し，動脈硬化性疾患に至る病態（図1）を，内臓脂肪の解剖学的・機能的特徴や，アディポサイトカイン分泌異常などの脂肪細胞機能異常も合わせて対象者に理解を促す。対象者に眼底検査や頸動脈エコーの画像を提示し，自身の血管の異常に気づかせることも重要である。これらによって対象者が健診・検査結果を単に数値としてではなく，動脈硬化性疾患の危険因子ととらえ，禁煙を含む生活習慣改善の必要性を主体的に認識できるよう促す。

脂肪細胞の機能と内臓脂肪の解剖学的・機能的特徴

　脂肪細胞は，生体の余剰エネルギーをTG（中性脂肪）として細胞内に貯蔵する。飢餓時にはこれを脂肪酸とグリセロールに分解して，エネルギー源として使い，個体の活動を可能にする。

　脂肪組織量は体重の10％，肥満者では30-50％を占めるため，全体として個体に大きな影響を与えると考えられる。

　皮下脂肪は文字通り皮下に，内臓脂肪は消化管から肝臓までの血管が走る大網や腸間膜に付着している脂肪組織である（図2A）。

　食事摂取時には，消化管から肝臓にエネルギーが糖，FFA（遊離脂肪酸）の形で供給されている。内臓脂肪は皮下脂肪に比べて脂肪合成・分解活性が高い。絶食時や飢餓時など消化管からのエネルギー供給がない時に，貯蔵したTGを効率的に分解し，FFAと

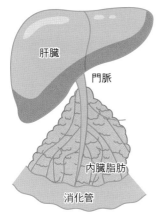

内臓脂肪は消化管と肝臓の間に存在する。

A. 内臓脂肪の解剖学的特徴

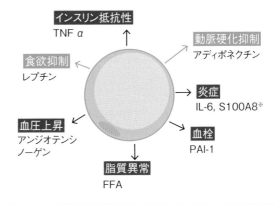

＊S100蛋白質（細胞種特異的に発現するカルシウム結合蛋白質）ファミリーの1種。通常はS100A9と共発現し（S100A8/A9複合体），多くの慢性炎症性疾患に関与するとされる。

B. アディポサイトカイン

図2　内臓脂肪とアディポサイトカイン

グリセロールの形で肝臓に供給するのが内臓脂肪の重要な機能である。

　脂肪組織は，多彩な生理活性物質（アディポサイトカイン/アディポカイン）を分泌する内分泌臓器でもある。インスリン抵抗性，慢性炎症にかかわるTNFα（腫瘍壊死因子α），食欲抑制に働くレプチン，血栓形成にかかわるPAI-1（プラスミノーゲン活性化抑制因子1），血圧上昇にかかわるアンジオテンシノーゲン，炎症にかかわるIL（interleukin）-6，S100A8などがあげられる。アディポネクチンは，抗炎症作用，抗糖尿病作用などを持つアディポサイトカインで，脂肪組織から特異的に分泌され，直接動脈硬化巣に働き，抗動脈硬化作用を発揮する（図2B）。

肥満・内臓脂肪蓄積から代謝異常・動脈硬化に至る病態

● 成人後の男性，閉経後の女性では，体重の増加に伴って内臓脂肪も増加する場合が多く，糖・脂質代謝，血圧の異常につながりやすい。

● 蓄積した内臓脂肪では，余剰なTGは過剰に脂肪分解され，門脈を介して肝臓に流入する。FFAはリポ蛋白合成に使われて脂質異常に，またグリセロールは過剰な糖新生につながり（図3），さらにインスリン感受性の低下から血糖値が上昇する。高インスリン血症によって腎臓からのナトリウム排泄が低下して，血圧上昇をきたす。

● 肥満・内臓脂肪蓄積状態では，脂肪組織や血管局所は軽度の慢性炎症を呈するため，血栓が形成されやすい。

● 肥満・内臓脂肪蓄積時は，慢性炎症，高酸化ストレス，低酸素状態を背景に，低アディポネクチン血症をはじめとするアディポサイトカイン分泌異常が起こり，糖・脂質代謝，血圧の異常を介して，または直接，動脈硬化性疾患にかかわることが明らかになっている。

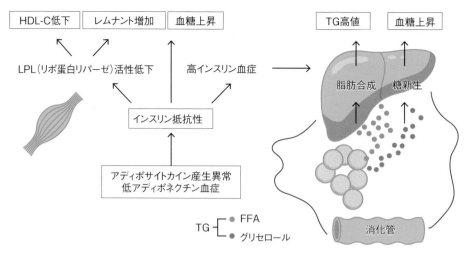

図3　内臓脂肪蓄積と糖・脂質代謝異常

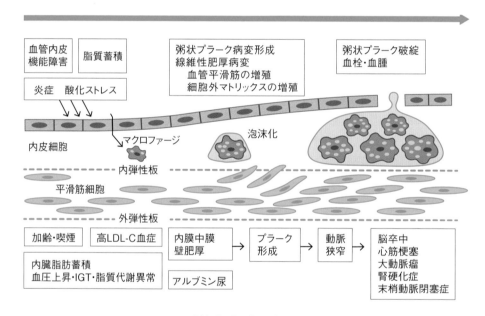

図4　粥状動脈硬化の進展過程

● これらの代謝異常が持続すると血管内皮細胞が傷害され，血管内皮機能が障害される。修復反応が繰り返されて，プラークが徐々に進展し，動脈硬化巣が形成される（図4）。

● 血管は本来の弾性を保てなくなって内腔が狭くなり，血液の輸送機能を果たせなくなる状態が（粥状）動脈硬化である。これは，肥満・内臓脂肪蓄積に起因する脂質代謝異常，IGT（耐糖能異常）・糖尿病，高血圧などの代謝異常が行きつく最終病態である。

● 高血圧に基づく細動脈硬化は，脳出血やラクナ梗塞などの病態につながる。

● 動脈硬化が進展すると組織虚血（狭心症など）による臓器機能障害が起こる。代謝異常に加え，寒冷，精神的ストレスなどでプラークが破綻すると，血栓が形成され，血流途絶による心筋梗塞，脳梗塞など不可逆的組織壊死を招く。

●動脈硬化の進展には，加齢，動脈硬化性疾患の家族歴，喫煙，高LDL-C血症など種々の要因が複雑に関与している。肥満・内臓脂肪蓄積による病態はその1つである。

肥満・内臓脂肪蓄積に起因する生活習慣病と動脈硬化性疾患

1．リポ蛋白代謝異常 (脂質代謝異常)

●TGやコレステロールは，アポ蛋白との複合体であるリポ蛋白として循環血液中を輸送される。

●肥満・内臓脂肪蓄積時に見られる脂質異常は，主に高TG血症と低HDL-C血症である。

●内臓脂肪蓄積時は，多量のFFAが肝臓に流入するため，肝臓での脂肪合成が亢進する (図2，3)。その結果，TGに富むVLDL (超低比重) リポ蛋白の形で血中に流入し，高TG血症となる。

●VLDLのTGを分解するLPL (リポ蛋白リパーゼ) はインスリン抵抗性状態では機能が低下し，高TG血症の一因となる。またLPLの機能低下によってVLDLやカイロミクロンの中間代謝物であるレムナントリポ蛋白が増加する。

●組織中の余剰なコレステロールを肝臓へ転送するのが，HDL (高比重リポ蛋白) の機能である (コレステロール逆転送系)。

●内臓脂肪蓄積時の低HDL-C血症の詳細は明らかではないが，HDLの一部はLPLによるVLDL分解の過程でできると言われ，インスリン抵抗性によるLPL活性低下が一因と考えられている。

●内臓脂肪蓄積時の高TG血症の状態ではLDL粒子は小さくなり，このsmall dense LDLや酸化LDL，レムナントなどの動脈硬化惹起性の高いリポ蛋白の質的異常が動脈硬化を進展させる。

●LDL，レムナント，small dense LDLなどが内皮下に侵入し，マクロファージに取り込まれて泡沫細胞を形成する。また，HDLの低下で動脈硬化巣からのコレステロール引き抜き能が低下し，動脈硬化が進展する (図4)。

●アルコールは肥満・非肥満にかかわらず脂肪酸合成を促し，高TG血症につながる。

●高LDL-C血症 (高コレステロール血症) は，メタボリックシンドロームとは独立した冠動脈疾患リスクで，肥満・内臓脂肪蓄積とは別に管理すべき病態である。家族性高コレステロール血症は，日本人の500人に1人程度 (ヘテロ接合体) と頻度の高い疾患である。内臓脂肪蓄積に高LDL-C血症を伴う場合は動脈硬化がより進展しやすいため，注意が必要である。

2．インスリン抵抗性とIGT

●インスリン抵抗性とは，血中のインスリン濃度に見合ったインスリン作用が得られない状態を言う。

●肥満・内臓脂肪蓄積状態では，脂肪組織をはじめ肝臓，骨格筋などで高濃度のインスリンが分泌されても，血糖取り込みが不十分となる (インスリン抵抗性)。脂肪酸によるインスリンシグナルの低下などが要因の1つと考えられている (いわゆる脂肪毒性)。

- インスリン抵抗性状態では，食後血糖値が上昇しやすい。食後高血糖は心血管疾患のリスクである。
- 蓄積内臓脂肪組織での脂肪分解によって生じるグリセロールは肝臓では糖新生の基質となる。肝臓ではインスリン作用不足によって糖新生が亢進し，主にFPG（空腹時血糖）の上昇に関与する。
- 膵臓ではβ細胞は代償的にインスリンを過分泌させ，血糖値を一定に保とうとする。この空腹時インスリン高値（インスリン抵抗性の簡便な指標であるHOMA-IR指数が高値を示す）が内臓脂肪蓄積時に見られる糖代謝異常の特徴の1つである。このような状態の診断には糖負荷試験が有用である。HOMA-IR，insulinogenic index（インスリン分泌指数），負荷120分後の血糖の評価で得られる糖代謝異常の詳細は，保健指導・療養指導に有用である。

> **HOMA-IR (HOMA-IR指数)**
> ＝空腹時血糖値（mg/dL）×空腹時インスリン値（μU/mL）/ 405
> 　正常：1.6以下，インスリン抵抗性：2.5以上
> **インスリン分泌指数 (insulinogenic index)**
> ＝Δ血中インスリン値（30分値－0分値）（μU/mL）/ Δ血糖値（30分値－0分値）（mg/dL）
> 　糖尿病患者では0.4以下となり，境界型でも0.4以下は糖尿病への進展率が高い。

- インスリン抵抗性状態が続くと膵β細胞は疲弊し，最終的にインスリン分泌が低下して糖尿病となる。糖尿病の遺伝素因を持つ場合（たとえば家族歴がある場合など），インスリン分泌が低下しやすい。
- 高血糖状態では血中のさまざまな蛋白が糖化され，血管などで酸化ストレスが産生され，内皮細胞障害から動脈硬化が進行すると考えられている。
- 糖尿病では細小血管が障害されて網膜症，腎症に至り，肥満・内臓脂肪蓄積，血圧・脂質の異常などが重なったマルチプルリスク例では大血管が障害され，心筋梗塞，脳梗塞，脳出血，閉塞性動脈硬化症などになりやすい（図4）。

3．血圧上昇
- 血圧を規定するのは心拍出量と末梢血管抵抗である。
- 心拍出量＝1回拍出量×心拍数で規定され，循環血液量，心拍数，心収縮力に影響される。
- 高血圧の成因には遺伝素因と環境因子がある。主要な環境因子は，食塩の過剰摂取，肥満・内臓脂肪蓄積や飲酒などである。
- 塩分の過剰摂取で循環血液量が増加し，寒冷や精神的ストレスなどで交感神経活性が亢進し，末梢血管が収縮すると血圧は上昇する。
- 生理的状態では循環血液量が増えると血管はその弾力性でしなやかに拡張し，血圧は一定に保たれる。動脈硬化が進行すると血管の弾性が失われ，血圧は上昇する。
- インスリンは腎臓ではナトリウム再吸収を促すため，肥満・内臓脂肪蓄積状態での高インスリン血症は食塩感受性などの影響で体内にナトリウムが貯留し，循環血液量が

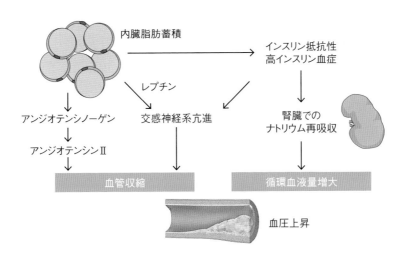

図5　内臓脂肪蓄積と血圧上昇

増え，交感神経系活性化を介して高血圧を惹起する。

● 末梢血管抵抗を調節する物質としてAII（アンジオテンシンII）がある。AIIの前駆体であるアンジオテンシノーゲンの主な産生臓器である肝臓では，脂肪組織も産生される。内臓脂肪蓄積時のアンジオテンシノーゲンの上昇は，AIIを介する強い血管収縮を招くことから，血圧上昇の一因と考えられている（図5）。

● 高血圧は血管への物理的な負荷として内皮障害を惹起し，脂質・糖などの代謝異常が重なって，粥状プラーク病変からなる粥状動脈硬化症（アテローム硬化）が進展し，急性冠症候群（不安定狭心症や心筋梗塞）や脳血栓症（脳梗塞）などの疾患に至る（図4）。

● 高血圧はアテローム硬化に加え，細動脈硬化などの非アテローム硬化も促進する。細い筋性動脈や細動脈では，中膜の肥厚や硝子様変性を伴う内膜下線維化を進行させ，脳出血やラクナ梗塞などの原因となる。

● 減塩目標＜食塩6g/日が強く推奨される（20歳以上の日本人1日当たり食塩摂取量の平均値：男性10.8 g，女性9.1 g，2017年国民健康・栄養調査）。

● II度高血圧以上：SBP（収縮期血圧）/DBP（拡張期血圧）≧ 160/100 mmHg（高血圧治療ガイドライン2019）や若年者の高血圧では二次性高血圧も疑い，未受診者には医療機関の受診を促す。

肥満・内臓脂肪蓄積に伴いやすい他の病態

1．高尿酸血症と痛風

● 高尿酸血症は，血中の尿酸濃度が上昇した状態で，血液中に尿酸が過剰に存在すると，関節内で尿酸結晶が析出され，関節炎による痛風発作が起こる。

● 尿酸の合成は主に肝臓で，排泄は主に腎臓で行われる。腎臓での排泄低下（排泄低下型）と肝臓での産生亢進（産生過剰型）から高尿酸血症に至る。

● 内臓脂肪蓄積と血清尿酸値は正相関する。

- インスリンは腎臓でナトリウム再吸収を促し，ナトリウム再吸収と共役する尿酸トランスポーター1（URAT1 urate transporter 1：近位尿細管上皮細胞の尿細管腔側に存在し，尿酸の再吸収に働く）を介して尿酸を再吸収する。内臓脂肪蓄積による高インスリン血症が，腎臓での尿酸再吸収を促す（排泄低下）。
- 肥満を伴う高尿酸血症は，尿酸排泄の低下が要因とされるが，内臓脂肪蓄積型肥満では相対的に産生過剰型の頻度が高い。
- 飲酒（アルコール），プリン体過剰摂取は高尿酸血症の原因となる。
- 高尿酸血症が動脈硬化促進的に働くとの最近の報告から，尿酸を低下させることが直接，抗動脈硬化に結びつく可能性も指摘されている。
- 痛風発作は，肥満・内臓脂肪蓄積に基づく健康障害として，比較的若年（青壮年期）から起こる傾向があり，メタボリックシンドロームの警鐘ととらえられる。

2．アルブミン尿
- アルブミン尿は血管内皮機能障害の指標と考えられており，動脈硬化性疾患の危険因子である。
- 肥満の進展は腎臓の糸球体輸入細動脈を拡張させ，糸球体内圧を増大させる。初期は糸球体濾過率が上昇し，その状態が続くと糸球体基底膜は疲弊し，障害され，アルブミン尿が出現，進行すると蛋白尿を呈し，糸球体硬化が進展して腎機能障害に至る。この過程は糖尿病腎症の進展と酷似するが，IGTを合併せずに同様の経過をたどる例が存在し，肥満関連腎臓病と呼ばれる。
- ただし，純粋型の肥満関連腎臓病は多くなく，肥満に高血圧や高血糖が重なって血管内皮機能障害から腎障害に至る例が圧倒的に多い。また持続性高血圧による腎硬化症や糖尿病腎症などではそれぞれ特有の病態も生じる。肥満・内臓脂肪蓄積が高血圧，糖尿病を介して将来的に腎臓病の増悪因子になると認識すべきである。

3．閉塞性睡眠時無呼吸症候群（OSAS），肥満低換気症候群（OHS）
- 閉塞性睡眠時無呼吸（OSA）は，肥満者に高頻度に認められる。
- OSA患者は事故などの労働災害で注目されたが，低酸素や交感神経刺激などが原因とされる心血管イベント発生率が対照群に比べて数倍高く，動脈硬化性疾患の予防対象として重要である。
- 日本人の骨格は顎が小さく，脂肪蓄積によって上気道が狭小化しやすい。飲酒による舌根沈下もOSAの増悪因子である。
- OSAには日中の眠気などの自覚症状を伴わない場合もある。
- OSAそのものが高血圧やインスリン抵抗性の原因となりうる。難治性高血圧や早朝高血圧ではOSAの合併を疑う。
- OSAは減量によって改善する。
- 重症OSA患者へのCPAP（持続的気道内陽圧）呼吸療法で心血管イベントは減少するとの報告がある。
- 心血管イベント予防には，肥満・内臓脂肪蓄積例でOSAの有無を確認すべきである。

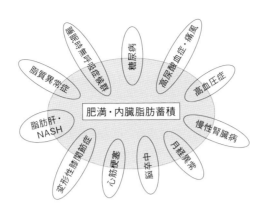

図6　肥満症の概念

肥満・内臓脂肪蓄積に伴う病態への対策

- 肥満に起因ないし関連する健康障害は動脈硬化進展に密接に関与し，青壮年期の心血管イベントにつながる。肥満に基づく健康障害は，より上流の肥満・内臓脂肪蓄積の段階で予防することが望ましい（図1）。

- 糖尿病，脂質異常症，高血圧症など，きわめて身近な生活習慣病の成因は多彩である。その中で肥満・内臓脂肪蓄積は個々の疾患の基盤になるもの，ならないものが存在する（図6）。

- 肥満・内臓脂肪蓄積を上流とする例は複数の生活習慣病を伴いやすいため，減量によって複数の生活習慣病を効率的に改善する。

- 肥満・内臓脂肪蓄積を伴わない例では，異常の原因を個々に探索し，必要なアプローチを行う。

- 高血圧は脳卒中と強く関連するため，肥満のない高血圧患者にも減塩など生活習慣改善指導を積極的に行うべきである。

- 喫煙は動脈硬化性疾患のリスクを2-4倍増大させる。禁煙は動脈硬化性疾患死亡リスクを50-60％低下させる。禁煙指導は男女，性や肥満の有無にかかわらず積極的に行う。

- 受診勧奨が必要な対象者に医療機関の受診，継続受診を促すには，保健と医療の連携が必要である。そのためにも，対象者が自身の問題ととらえ，自主的に行動するよう促す指導が重要である。ドックなどで行われる眼底検査や頸動脈エコーの画像を提示し，対象者に自身の血管の異常に気づかせることも有用である。

- 減量，内臓脂肪の減少で，血圧，脂質，血糖，尿酸など複数の代謝異常が包括的に改善することを，健診結果の経年変化で対象者が実感することは，よい生活習慣の維持に効果的である。

- マルチプルリスク合併例のうち肥満・内臓脂肪蓄積例を抽出し，そのような例では，生活習慣改善で内臓脂肪を減量させれば，マルチプルリスクが包括的に改善し，動脈硬化性疾患を予防できることを対象者に理解させることが重要である。

Q1 BMIに加え，内臓脂肪の評価が重要なのは何故ですか？

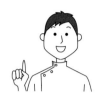

肥満度が同等でも，特に男性では内臓脂肪量の個人差が大きいことがわかっています。自治体職員男性の検討では，非肥満（BMI＜25kg/m²）の中でも，内臓脂肪蓄積例：内臓脂肪面積（VFA≧100cm²）が27％存在し[1]，元々やせていて，成人以後に体重が増加した例が多いと考えられます。また，このような非肥満の内臓脂肪蓄積例（BMI＜25kg/m²かつVFA≧100cm²）の心血管疾患危険因子の保有数は，内臓脂肪型肥満例（BMI≧25かつVFA≧100cm²）に匹敵していました。

肥満の有無にかかわらず，内臓脂肪蓄積の評価は重要であることから，メタボリックシンドロームの診断基準にウエスト周囲長が採用され，非肥満（BMI＜25）であっても内臓脂肪蓄積例では，動脈硬化性心血管リスク軽減のために，内臓脂肪を減らす必要があるのです。

Q2 太りやすい体質というものはありますか？

肥満・内臓脂肪蓄積には，身体活動量の不足や偏った食生活などの環境・行動要因と遺伝的要因が影響します。遺伝的要因は「太りやすさ」に関係し，単一遺伝子異常による遺伝性肥満のほかに，従来からアドレナリンβ受容体やPPARγ（ペルオキシソーム増殖因子活性化受容体ガンマ）遺伝子など，いわゆる倹約遺伝子 footnote の多型の関与が報告されています。最近，海外でのヒトを対象とした研究で，脂肪細胞のカテコールアミン刺激による脂肪分解活性の低下がその後の体重増加に関係し，そこに関与する遺伝子が報告されました[2]。この脂肪分解活性は運動によって増強されるとの報告[3]から，脂肪分解活性の点でも食事療法と運動療法の組合せが重要と考えられ，今後の研究成果が期待されます。

footnote **倹約遺伝子** 飢餓の時代にはエネルギー消費を抑えて生存に有利に働くが，食糧が豊富な現代では肥満をもたらす遺伝子

文　献

1) Diabetes Care 2007; 30:2392-4
2) Cell Metab 2018;28:45-54
3) Clin Endocrinol Metab 2004;89:1739-46

3章 肥満症と動脈硬化

2 動脈硬化性疾患の予防と肥満症対策

▶ 日本では，過食による栄養過多と，生活習慣の変化に伴う運動不足で男性の肥満，肥満症が増えている。

▶ 肥満症は，脂質異常症，糖尿病，高血圧症，メタボリックシンドロームと密接に関連しながら，脳血管障害，冠動脈疾患，大動脈・末梢動脈硬化症などの動脈硬化性疾患の発症・進展に関与する。

▶ 減量のための食事・運動療法など生活習慣への介入によって，高血圧，脂質異常症（高TG血症／低HDL-C血症），耐糖能異常が改善する。

▶ 動脈硬化性疾患を予防するには，食事・運動療法に，適切な薬物療法を組み合わせることが推奨される。数年-10数年の長期にわたって個々の代謝リスクを包括的に低下させる必要がある。

keyword

肥満症，内臓肥満症，狭心症，心筋梗塞，冠動脈疾患，動脈硬化，脳卒中

動脈硬化性疾患の罹患率の推移

1. 冠動脈疾患

　厚生省疫学共同研究班の検討では，1960年代-1980年代後半の心筋梗塞・突然死発症率に大きな変化はなかった[1]。福岡県の久山町研究でも，1961-2002年の虚血性心疾患発症率に大きな変化はなかった[2]。

　秋田県，大阪府，高知県，茨城県の疫学研究を統合したCIRCS (Circulatory Risk in Communities Study) のうち，大阪と秋田のAkita-Osaka研究 (1964-1971，1972-1979，1980-1987，1988-1995，1996-2003)[3]では男性で，滋賀県高島郡のTakashima AMI registry (1990-1992 vs. 1999-2001)[4]では男女ともに心筋梗塞発症の増加を示した。これらは日本人で心筋梗塞発症が増加に転じたとする初めての報告となった。

2. 脳卒中

　日本では，かつて食塩過剰摂取による高血圧症を基盤とする脳出血とラクナ梗塞（原因は穿通枝動脈の微小粥腫）が脳卒中の主体であった。そのため，食塩摂取制限と降圧薬による治療が脳卒中の死亡率低下に大きく貢献した[5]。近年，肥満に伴う高血圧症，

脂質異常症，糖尿病，メタボリックシンドローム（1章，表1）の増加から，アテローム血栓性脳梗塞（原因は脳主幹動脈の粥腫による閉塞や狭窄）による脳梗塞，また高齢者の増加から心房細動による心原性脳塞栓が増え[6]，ラクナ梗塞，アテローム血栓性脳梗塞，心原性脳塞栓の割合が同程度となっている。

動脈硬化性疾患の危険因子の変遷と予防対策

1．危険因子の変遷

　日本でも，海外と同様に血圧高値，喫煙，TC（総コレステロール）高値が年代を問わず冠動脈疾患に共通の危険因子である[7]一方，耐糖能異常（IGT），肥満，飲酒（予防的）はハワイ日系人と米国人では危険因子となり，日本では危険因子となっていなかった。40-59歳の男性を25年間追跡した7ヵ国試験[8]では，年齢調整後の虚血性心疾患死亡率/1,000人は日本の45人から東Finlandの288人まで幅広く，開始時の血清TCがその差を説明する因子であった。日本では血中LDL-C（低比重リポ蛋白コレステロール）の上昇とそれに伴うTCも1960年代から上昇し，1990年代から米国男性の平均値に並んでいる。日本の冠動脈疾患，大動脈・末梢動脈硬化症の発症率は世界で最も低い集団に属し，全体の発症率は欧米各国の1/5-1/3と低かったが，近年上昇を認め，糖尿病合併例では欧米にほぼ匹敵する[9]。

　日本でも世界各国と同様に，過食による栄養過多と生活習慣の変化に伴う運動不足から男性の肥満が増えている。脂質異常症，糖尿病，高血圧症，喫煙は各々，動脈硬化性疾患の危険因子であると同時に，肥満はこれらの代謝異常と密接に関連しながら，脳血管障害，冠動脈疾患，大動脈・末梢動脈硬化症などの動脈硬化性疾患の発症・進展に大きく影響すると考えられる（図1）。肥満症，特に内臓脂肪蓄積を認める例（内臓肥満症）では，異所性脂肪（脂肪肝，脂肪筋など）・インスリン抵抗性を背景に，高TG（中性脂肪）血症（TG含有コレステロール），低HDL-C血症からプラーク形成に至る。高TG血症/低HDL-C血症は，高LDL-C血症とは独立して動脈硬化性疾患の発症に関与する[10]。

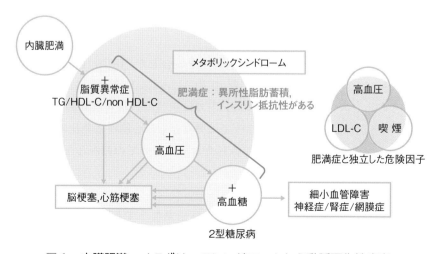

図1　内臓肥満，メタボリックシンドロームから動脈硬化性疾患へ

労働省作業関連疾患総合対策研究班調査[11]や疫学調査NIPPON DATA80[12]から，中高年男性では危険因子保有数が増えると冠動脈疾患や脳卒中による死亡の相対危険度が相乗的に上昇する。危険因子の重複は，皮下脂肪型肥満よりも内臓脂肪型肥満で起こりやすい[13]。内臓脂肪型肥満とそれに伴う危険因子の重複を予防すべく，2008年4月に特定健康診査・特定保健指導（特定健診・保健指導）が始まった。また肥満症を予防するために，日本肥満学会編「肥満症診療ガイドライン2016」では肥満の判定と肥満症の診断基準が提唱された[13]。

2．冠動脈疾患予防のための肥満症対策

冠動脈疾患の一次予防では，LDL-C以外の危険因子の程度で3群（低リスク群，中リスク群，高リスク群）に分け，各群LDL-Cレベルの管理目標が設定された[14]。一次予防は原則，一定期間生活習慣の改善を行って効果を評価した後，LDL-Cを低下させる薬物療法の適応を検討する。二次予防の管理目標はLDL-C < 100 mg/dL（< 70mg/dL）とより厳格になっている。

メタボリックシンドロームとそれに伴う高TG血症/低HDL-C血症は高LDL-C血症とは独立した冠動脈疾患の高リスク病態である。non HDL-C血症（「TC－HDL-C」の式で求める）は，高TG血症とほぼ同一の病態を表す指標である。高LDL-C血症とメタボリックシンドロームは合併すると各々の単独よりもリスクが上がるため，それぞれ介入が必要である。減量のための生活習慣への介入は，特にメタボリックシンドロームの改善に効果的である。

「心筋梗塞二次予防に関するガイドライン」では，体重管理目標をBMI 18.5-24.9kg/m^{2}としている（クラスIIa，エビデンスB）[15]。減量のための食事・運動療法（生活習慣への介入）は，短期的に高血圧，脂質異常症，IGTを改善する。尼崎内臓脂肪研究（観察研究）では，腹囲または内臓脂肪面積を減らす介入によって，代謝指標の改善に伴って冠動脈疾患が減少する可能性が示唆された[16]。肥満2型糖尿病例の減量と全死亡や心血管死の減少の関係を検証した長期前向き試験Look AHEAD（中央値10年）[17]では，全例比較では減量群で有意差なく，10%以上減量したサブグループで心血管イベントが21%減少した[18]。肥満症の動脈硬化性疾患予防には，減量のための食事・運動療法に適切な薬物療法を組み合わせることで，個々の代謝リスクを包括的に確実に低下させ，その状態を数年-10数年と長期に維持することが重要である。

3．脳梗塞予防のための肥満症対策

高血圧症はラクナ梗塞の最大の危険因子であり，脳卒中予防への降圧療法の有効性は確立している[19]。高LDL-C血症へのスタチン治療の脳卒中予防効果もメタ解析で証明されている[20]。一方，糖尿病治療の脳卒中予防効果に関するエビデンスは限定的である。ピオグリタゾンは脳卒中予防効果を示したが[21]，DPP-4（dipeptidyl peptidase-4：ジペプチジルペプチダーゼ4）阻害薬，GLP-1（glucagon-like peptide-1：グルカゴン様ペプチド1）受容体作動薬，SGLT2（sodium-dependent glucose cotransporter：Na依存性グルコース輸送体）阻害薬による脳卒中予防効果は示されていない[22]。肥満症の脳梗塞

発症抑制のための減量の有効性を示した報告はない（Look AHEAD試験）[17]。

　脳梗塞再発予防に関しては，全般に介入効果のエビデンスに乏しく，肥満と予後の関係も不明である。脳卒中生存者を対象とする減量介入について無作為化比較試験が進行中である[23]。

Q&A

Q1 狭心症，心筋梗塞の予防のために減量が必要な方をどのように判定しますか。

　日本では，過去数十年，特に男性で肥満が増えるとともに，肥満が関与する狭心症，心筋梗塞も増えていると考えられる。BMI ≧ 25 で定義される肥満のうち，治療を要する肥満，つまり「肥満症」を持つ場合，減量が有効である。

　具体的には，①肥満＋「糖尿病（IGT）」「高 TG 血症か低 HDL 血症」「高血圧」を1つ以上伴う例（メタボリックシンドローム），②腹囲の増大で判定される「内臓脂肪型肥満」＋11 の肥満関連疾患（2 章-1，表 1）を 1 つ以上伴う例は，心筋梗塞や狭心症も起こしやすくなると考えられ，減量が勧められる。

文　献

1）J Epidemiol 1996；6(3 Suppl)：S49-59
2）Stroke 2003；34：2349-54
3）J Am Coll Cardiol 2008；52：71-9
4）Am J Epidemiol 2008；67：1358-64
5）J Atheroscler Thromb 2011；18：83-8
6）Circulation 2013；128：1198-205
7）虚血性心疾患の一次予防ガイドライン. http://www.j-circ.or.jp/guideline/pdf/JCS2012_shimamoto_h.pdf.
8）Eur J Epidemiol 1993；9：527-36
9）J Clin Endocrinol Metab 2011；96：3448-56
10）Atherosclerosis 2014；233：343-8
11）Jpn Circ J 2001；65：11-7
12）Circ J 2006；70：960-4
13）日本肥満学会編. 肥満症診療ガイドライン 2016. ライフサイエンス出版. 2016
14）日本動脈硬化学会編. 動脈硬化性疾患予防ガイドライン 2017. 日本動脈硬化学会. 2017
15）心筋梗塞二次予防に関するガイドライン. http://www.j-circ.or.jp/guideline/pdf/JCS2011_Ogawah_h.pdf
16）Nutr Metab (Lond) 2011；8：57
17）N Engl J Med 2013；369：145-54
18）Lancet Diabetes Endocrinol 2016；4：913-21
19）Stroke 2021；52：e364-e467
20）Lancet 2012；380：581-90
21）Lancet 2005；366：1279-89
22）JAMA 2018；319：1580-91
23）Trials 2013；7：130

生活習慣病と
肥満症生活習慣改善指導士

2章 肥満症総論

3章 肥満症と動脈硬化

1 肥満症各論

肥満症・
メタボリックシンドローム対策

3章 肥満症と動脈硬化

3 動脈硬化を診断する検査

▶ 動脈硬化は，高血圧，糖尿病，脂質異常症などの生活習慣病による細小血管病変からプラークを含む大血管病変まで，全身の血管に起こる。特に動脈硬化の最終イベントである心筋梗塞や脳卒中は，ある日突然発症し，急性期の死亡率も高く，発症するとADL（日常生活動作），QOL（生活の質）が低下する。予防策として，動脈硬化病変の早期発見・早期対応が重要である。

▶ 動脈硬化の検査は，動脈硬化性疾患の予防・治療のために，通常，動脈硬化性疾患によると考えられる自覚症状に基づいて進める。例えば，胸痛など胸部症状の自覚があれば心筋虚血・冠動脈疾患を疑い，それらの各種検査を行う。

▶ 生活習慣病の診療では，自覚症状がなくても動脈硬化病変が進行している例も存在することを念頭に，一般診療でも頸動脈超音波，負荷心電図，ABI（足首上腕血圧比）・PWV（脈波伝播速度），眼底検査など比較的低侵襲の検査法でスクリーニングすることがある。これらは健診（健康診断や健康診査）や人間ドックなどでも頻繁に行い，頸動脈超音波，負荷心電図などの検査は職域の循環器疾患予防のための労災保険二次健康診断給付事業にも採用されている。各検査には特徴があり，検査内容のみならず検査意義を把握しておくことが望ましい。

▶ 各種検査は各々，血管の特定部位を評価するが，それらの検査の1つでも動脈硬化を認めれば，その他の臓器・血管にも同様の病変を認める可能性が高い。

▶ 各検査で異常所見を認め，より詳細な検査が必要か否かは医師が判断する。

▶ 動脈硬化性疾患の予防には，禁煙を含め，危険因子の改善が重要である。肥満例への危険因子改善のための減量指導では，医師の指示の際，「動脈硬化の検査結果・画像所見」を見せると，生活習慣病の理解がより深まるであろう。

keyword

動脈硬化，生活習慣病，超音波検査，CT検査

動脈硬化病変の成り立ち（3章-1，図4）

　動脈硬化は，コレステロールやTG（中性脂肪）などの脂質，カルシウムやさまざまな線維性結合組織を含む細胞（多くがマクロファージ）などの構成成分が，動脈血管内に蓄積するアテローム硬化と，非アテローム硬化に大別される。

1．アテローム硬化

　加齢，喫煙，高血圧，糖尿病，脂質異常症，肥満（内臓脂肪蓄積）などによって，血管トーヌスと血管構造の破綻が惹起され，第一段階の血管内皮機能障害から発症し，進展する。動脈硬化病変は，血管平滑筋と細胞外マトリックスの増殖による線維性肥厚病変と，コレステロールに富む粥状プラーク病変からなる。肥厚病変が進行すると灌流域の組織虚血（心筋虚血・狭心症など）が起き，臓器機能破綻を招く。また，これらの動脈硬化リスクによって全身の炎症，酸化ストレスが惹起され，粥状プラーク病変が破綻し，血栓形成，血流途絶による心筋梗塞や脳梗塞などの細胞壊死に至る。

2．非アテローム硬化

　細動脈硬化，メンケベルグ（Mönckeberg）動脈硬化（中膜石灰化硬化）の2つのタイプがある。細動脈硬化は，高血圧や糖尿病によって，中膜の肥大と硝子様変性を伴う内膜下線維化で，細い筋性動脈や細動脈に出現する。

動脈硬化を評価する方法

- 動脈硬化病変は，全身の細小血管から大血管まで，あらゆる血管で起こる。そのため，1ヵ所でも動脈硬化病変を認めた場合，全身に動脈硬化が起こっていることを念頭に置く。無症候でも動脈硬化病変が進行している例もあるため，生活指導の際，対象者にリスク管理の重要性を理解してもらう上で，各種動脈硬化の検査結果は有用なツールとなり得る。かかりつけ医などが動脈硬化の検査結果や2009年度合同研究班報告「慢性虚血性心疾患の診断と病態把握のための検査法の選択基準に関するガイドライン（2010年改訂版）」[1]などを参考に，さらに検査・治療が必要か否か判断する。
- 肥満症生活習慣改善指導士の役割は，対象者の動脈硬化性疾患発症を予防するために，①定期的な健診受診の重要性を伝え，②危険因子を軽減できるよう，③病院のチーム，地域などで医師と意思疎通を図り，連携して生活指導を行うことである（図1）。対象者へ説明する際は，「薬剤が必要」「さらに詳細な検査が必要」「大丈夫」などの表現は慎むべきである。
- 動脈硬化の検査には，①健診でも行われる比較的侵襲性の低い安静時心電図，頸動脈超音波，PWV，眼底検査などと，②病院で動脈硬化性疾患を確定診断するために行う負荷心電図，心臓CT，冠動脈造影，脳MRI検査などがある。

1．健診でも実施される動脈硬化検査

1）安静時心電図検査

- ST-T変化，左室肥大，心室性不整脈などの心電図異常は，心血管疾患の可能性を示す。

2）頸動脈超音波検査（図2）

- 主にIMT（内膜中膜複合体肥厚度），プラーク，狭窄を評価する低侵襲，反復可能で，頸動脈硬化症と心血管疾患の強い関連から，心血管疾患のスクリーニング

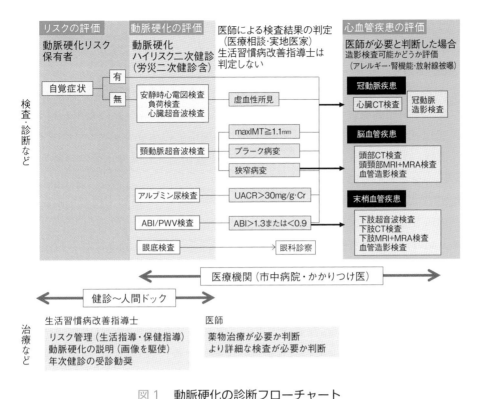

図1　動脈硬化の診断フローチャート

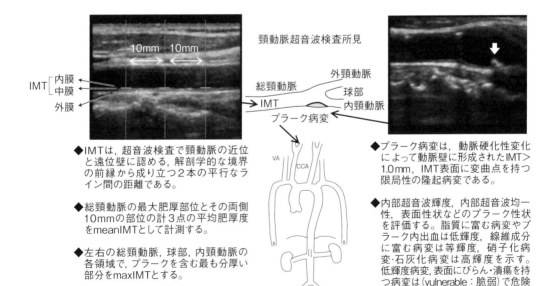

頸動脈超音波検査所見

外頸動脈
球部
内頸動脈
総頸動脈
IMT
プラーク病変

VA　CCA

IMT[内膜／中膜／外膜]

◆IMTは，超音波検査で頸動脈の近位と遠位壁に認める，解剖学的な境界の前縁から成り立つ2本の平行なライン間の距離である。

◆総頸動脈の最大肥厚部位とその両側10mmの部位の計3点の平均肥厚度をmeanIMTとして計測する。

◆左右の総頸動脈，球部，内頸動脈の各領域で，プラークを含む最も分厚い部分をmaxIMTとする。

◆maxIMT≧1.1mmを異常とする。

◆プラーク病変は，動脈硬化性変化によって動脈壁に形成されたIMT＞1.0mm，IMT表面に変曲点を持つ限局性の隆起病変である。

◆内部超音波輝度，内部超音波均一性，表面性状などのプラーク性状を評価する。脂質に富む病変やプラーク内出血は低輝度，線維成分に富む病変は等輝度，硝子化病変・石灰化病変は高輝度を示す。低輝度病変，表面にびらん・潰瘍を持つ病変は（vulnerable：脆弱）で危険な状態である。

図2　頸動脈超音波検査

の有用な検査の1つである。IMTは加齢に伴って増大し，1年当たりの進展速度が増すにつれ，心血管イベントも増えるため，検査は定期的に行う。

3）ABI，PWV，SPP

- ABI，PWVは，下肢動脈の狭窄・閉塞，血管の硬さを評価する低侵襲，反復可能で，末梢動脈性疾患を含む心血管疾患のスクリーニングに有用な検査である。2014年度合同研究班報告「末梢閉塞性動脈疾患の治療ガイドライン（2015年改訂版）」[2]，「TASC II Working Group：下肢閉塞性動脈硬化症の診断・治療指針II」[3]などが参考になる。
- SPP（皮膚組織灌流圧）は，皮膚表面から深さ約1-2mmの末梢の毛細血管の血流の圧を評価する検査である。
- 上記の検査で下肢動脈の狭窄・閉塞を疑えば，腹部-下肢血管超音波，下肢CT，下肢MRA，下肢造影検査などを行い，動脈硬化病変の局在を診断する。

4）血管内皮機能検査

- 動脈硬化初期の病態である血管内皮機能障害（3章-1，図4）の程度を検査する方法として，血流依存性血管内皮の拡張反応を評価するFMD（血流依存性血管拡張反応）がある。上腕の血管をカフで締めた後に緩めると，血流が血管内皮を刺激し，血管拡張物質である一酸化窒素（NO）を放出する。超音波検査で駆血前後の血管径を比較して評価する。血管内皮機能が低下すると，拡張反応は低下する。この検査は熟練を要する。
- 血管内皮機能の新しい低侵襲検査として，PAT®（peripheral arterial tone）という特許技術EndoPAT®（末梢動脈トーン）によるRHI（reactive hyperemia index：反応性充血指数）を使うこともある。原理はFMDと同じであるが，指先に専用プローブを装着し，駆血前後で血流変化を測定し数値化する。現在，保険適用のある血管内皮機能検査はこの2つである。

5）眼底検査

検眼鏡，細隙灯顕微鏡，直・倒像鏡，眼底カメラ（無散瞳を含む）などの機器を使用して行う。網膜硝子体疾患，視神経疾患，緑内障に加え，直接的に血管を観察できるため，高血圧や糖尿病などの細小血管症の評価に頻用される。

6）アルブミン尿

糖尿病早期腎症の診断に有用で，内皮機能障害を反映する指標でもある。尿中アルブミン濃度の上昇に伴い，心血管イベント発生率は直線的に上昇するため，心血管疾患のスクリーニングにも有用である。ただし，運動，尿量・採取時間などの影響を受けるため，複数回検査して評価する必要がある。

2．病院で動脈硬化性疾患を診断するために行う検査

1）心臓負荷（マスター負荷・エルゴ負荷・トレッドミル負荷），心臓CT（図3），冠動脈カテーテル造影（図4）

- 安静時心電図が正常でも，心筋虚血，つまり冠動脈疾患は否定できない。そこで，胸部症状など自覚症状の有無を確認する。自覚症状があれば受診を促し，心筋虚血，

心筋虚血・狭心症

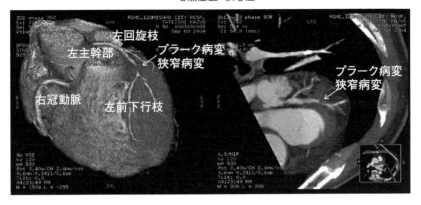

図3　心臓CT検査

正常冠動脈

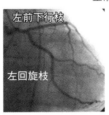
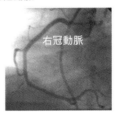

心筋虚血・狭心症　　　　　　急性心筋梗塞

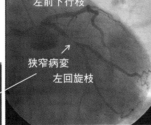
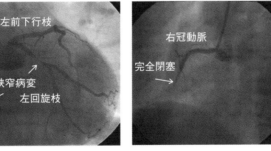

図4　冠動脈カテーテル造影検査

特に狭心症（冠動脈が動脈硬化で一部狭くなり，心筋細胞に血液を十分に送れない状態）の検査を行う。放置している間に，冠動脈の血流が遮断され心筋が壊死する「心筋梗塞」に至り，生命の危機に陥ることがある。

●一方，自覚症状がなくても，冠動脈に動脈硬化病変が見つかる例もある。特に高齢，糖尿病合併，心筋梗塞の既往があれば「無症候性心筋虚血」，つまり無症状の一過性の心筋血流分布異常，機能障害，電気現象異常（心電図上の一過性のST変化）が起こりうる。そのような例は心筋虚血が発現しない安静時は心電図が正常なため，運動負荷をかけて心拍数や血圧を増加させ，心筋虚血を誘発する各種負荷法（ホル

ター心電図，マスター，トレッドミルまたはエルゴメーター負荷心電図，負荷心筋シンチグラム，負荷心超音波検査などで心筋虚血時の心電図変化ST-T変化を評価する。ただし，これらの負荷検査では，心筋細胞を養う冠動脈の病変を形態学的には評価できない。

● 冠動脈病変の形態学的変化・動脈硬化進展度は，外来で行える比較的低侵襲な心臓CT（図3），入院が必要で観血的な冠動脈カテーテル造影（図4）で評価する。心臓CTは陰性的中率が高く，「心臓CTで冠動脈に有意な狭窄なし」と判定すれば97-99％の確率で冠動脈病変を否定できるため，冠動脈カテーテル造影にかわる外来検査として頻用される。ただし，放射線被曝，石灰化病変があると病変を十分に反映しない場合や，プラークの性状を反映しない場合がある。

● 一方，冠動脈カテーテル造影は原則入院の上，カテーテルを動脈に直接挿入する検査で，IVUS（血管内超音波），OCT（光干渉断層法），血管内視鏡などでプラーク性状も評価でき，冠動脈病変の確定診断に有用である。

2）頭部CT，脳MRI・MRA検査

● 脳梗塞，脳出血をはじめとする脳血管疾患も，心血管疾患と同様に生命を脅かすため，頸動脈超音波検査で頸動脈に狭窄病変を認めた場合，頭部CT，脳MRI・MRA検査で頭蓋内の動脈硬化性病変を評価する。

3）腹部超音波，腹部CT（造影），腎動脈造影検査

● 動脈硬化病変が腹部大動脈（腹部動脈硬化症，腹部動脈瘤）や腎動脈（腎動脈硬化症）に起こる例も少なくない。腹部超音波検査でスクリーニングし，必要に応じて，腹部CT（造影）や腎動脈造影検査で確定診断を行う。

Q&A

Q1 生活習慣病で動脈硬化の検査が必要なのは何故ですか。

　　　　高血圧，糖尿病，脂質異常症などの生活習慣病は，全身のあらゆる血管に動脈硬化を起こし，最終的には致命的な脳心血管疾患を招く可能性があります。そこで，予防策は，各種画像検査を駆使して動脈硬化性病変を早期に発見し，早期に治療することです。自覚症状がない場合も多いことから，必要に応じて種々の画像検査の実施を検討すべきです。

文　献

1）www.j-circ.or.jp/guideline/pdf/JCS2010_yamagishi_h.pdf
2）www.j-circ.or.jp/guideline/pdf/JCS2015_miyata_h.pdf
3）TASC II Working Group：下肢閉塞性動脈硬化症の診断・治療指針II．日本脈管学会編訳，メディカルトリビューン，2007

生活習慣病と
肥満症生活習慣改善指導士

2章 肥満症総論

3章 肥満症と動脈硬化

4章 肥満症各論

肥満症・
メタボリックシンドローム対策

4章 肥満症各論

1 2型糖尿病，耐糖能異常

▶ 糖尿病はインスリン分泌低下やインスリン抵抗性に伴うインスリンの作用不足によって糖代謝が障害され，慢性の高血糖状態をきたす疾患である。

▶ 糖尿病は1型糖尿病，2型糖尿病，その他の糖尿病，妊娠糖尿病に分類される。肥満症ではインスリン抵抗性増大に伴う2型糖尿病が多い。

▶ 糖尿病合併症には細小血管障害と大血管障害と，その他，多くの健康障害がある。

▶ 肥満糖尿病の治療では，生活習慣の管理による減量が最も重要かつ基本である。必要に応じて薬物治療を併用する際は，体重減少が期待される薬剤やインスリン抵抗性改善薬が望ましい。

keyword

糖尿病，インスリン抵抗性，糖尿病合併症，アディポサイトカイン，低血糖

糖尿病の病態と診断

1. 糖尿病の病態

　インスリンの作用不足による慢性の高血糖状態を主徴とする代謝疾患群である。インスリン作用不足の病態にはインスリン分泌低下とインスリン抵抗性（血中インスリン濃度に見合うインスリン作用が得られない状態。p52 Q&A）増大がある。高血糖状態が長期間続くことで種々の合併症が出現する。基本的に無症状の例が多いが，著明な高血糖では口渇，多飲，多尿，倦怠感，易疲労感，体重減少などが見られる。

2. 糖尿病の診断

　採血検査で，血糖値と過去1-2ヵ月間の平均血糖値を反映するHbA1c値で診断する。①早朝空腹時血糖≧126mg/dL，②75gブドウ糖負荷試験（OGTT）2時間値≧200mg/dL，③随時血糖値≧200mg/dL，④HbA1c≧6.5%，のいずれかで「糖尿病型」と判定し，別の日の検査で再確認されれば「糖尿病」と診断する。ただし血糖値とHbA1cを同時測定し，ともに糖尿病型と確認されれば，初回検査だけで糖尿病と診断できる（図1）。
　早朝空腹時血糖＜110mg/dL，75g OGTT2時間値＜140mg/dLは「正常型」とし，「糖尿病型」「正常型」いずれにも属さない場合は「境界型」（耐糖能異常）とする。肥満者では糖尿病の診断基準に該当しなくても，ブドウ糖負荷後の血糖上昇を認める例が多いため，

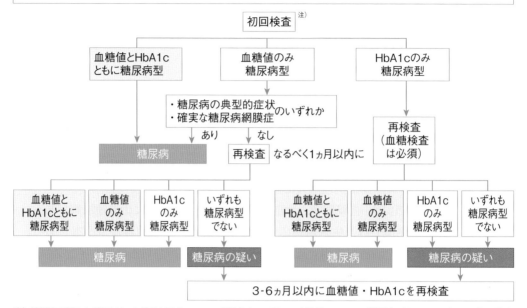

─── 糖尿病型 ───
- 血糖値（空腹時≧126mg/dL，OGTT2時間≧200mg/dL，随時≧200mg/dLのいずれか）
- HbA1c≧6.5%

初回検査 注）

血糖値とHbA1c ともに糖尿病型　　血糖値のみ 糖尿病型　　HbA1cのみ 糖尿病型

・糖尿病の典型的症状 のいずれか
・確実な糖尿病網膜症

あり　　なし

糖尿病　　　再検査 なるべく1ヵ月以内に　　再検査（血糖検査は必須）

血糖値と HbA1cともに 糖尿病型　　血糖値 のみ 糖尿病型　　HbA1c のみ 糖尿病型　　いずれも 糖尿病型 でない　　血糖値と HbA1cともに 糖尿病型　　血糖値 のみ 糖尿病型　　HbA1c のみ 糖尿病型　　いずれも 糖尿病型 でない

糖尿病　　糖尿病の疑い　　糖尿病　　糖尿病の疑い

3-6ヵ月以内に血糖値・HbA1cを再検査

注）糖尿病が疑われる場合は，血糖値と同時にHbA1cを測定する。同日に血糖値とHbA1cが糖尿病型を示した場合には，初回検査だけで糖尿病と診断する。

図1　糖尿病の臨床診断のフローチャート

（日本糖尿病学会編著. 糖尿病治療ガイド 2020-2021. 文光堂. 2020. p26）

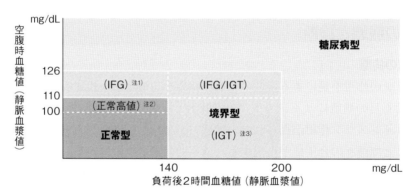

注1）IFGは空腹時血糖値110-125mg/dLで，2時間値を測定した場合には140mg/dL未満の群を示す（WHO）。ただしADAでは空腹時血糖値100-125mg/dLとして，空腹時血糖値のみで判定している。
注2）空腹時血糖値が100-109mg/dLは正常域ではあるが，「正常高値」とする。この集団は糖尿病への移行やOGTT時の耐糖能障害の程度からみて多様な集団であるため，OGTTを行うことが勧められる。
注3）IGTはWHOの糖尿病診断基準に取り入れられた分類で，空腹時血糖値126mg/dL未満，75gOGTT2時間値140-199mg/dLの群を示す。

図2　空腹時血糖値と75gOGTTによる判定区分

（日本糖尿病学会編著. 糖尿病治療ガイド 2020-2021. 文光堂. 2020. p28）

75gOGTT（図2）が推奨される。血糖と同時にインスリンも測定するとインスリン分泌能やインスリン抵抗性（以下に指標を示す）が評価できる。

▼インスリン抵抗性の指標 (②はインスリン治療中の患者には行わない)

①空腹時インスリン (μU/mL)　　　基準値　　　　　　　　　　　　≒ 5-15

　　　　　　　　　　　　　　　　インスリン抵抗性　　　　　　　　15 ≦

②HOMA-IR = 空腹時インスリン × 空腹時血糖 (mg/dL) /405

　　　　　　　　　　　　　　　　正　　常　　　　　　　　　　　　≦ 1.6

　　　　　　　　　　　　　　　　インスリン抵抗性の疑い　　　1.6<, <2.5

　　　　　　　　　　　　　　　　インスリン抵抗性　　　　　　　2.5 ≦

糖尿病の成因と分類

　糖尿病は成因によって，①1型 (膵β細胞の破壊，通常は絶対的インスリン欠乏に至る)，②2型 (インスリン分泌低下を主体とするものと，インスリン抵抗性が主体で，それにインスリンの相対的不足を伴うものなどがある)，③その他の特定の機序，疾患によるもの，④妊娠糖尿病，に分類される[1]。

①1型糖尿病：自己免疫の関与が主な原因とされ，発症様式によって，急性発症，劇症，緩徐進行1型の3つに分類される.

②2型糖尿病：肥満症例に認める糖尿病のほとんどは2型糖尿病である。肥満症でインスリン抵抗性を伴うのは，蓄積した内臓脂肪から分泌される種々のアディポサイトカインが臓器でのインスリン作用を阻害するためとされ，筋肉や肝臓・膵臓など臓器への異所性脂肪蓄積もインスリン抵抗性をもたらす。2型糖尿病は家族内の発症頻度が高く，家族歴があればより積極的に介入する。

③その他の特定の機序，疾患による糖尿病：遺伝因子として遺伝子異常が同定されたもの，それ以外の疾患・条件に伴うもの，の2つに分類される。頻度は高くないが，ミトコンドリア遺伝子異常など遺伝子異常に伴う糖尿病や，膵外分泌疾患，内分泌疾患，肝疾患，薬剤，感染症などに伴う糖尿病もあるため，原疾患を見逃さないよう注意する。

④妊娠糖尿病：妊娠中に初めて発見された，糖尿病に至っていない糖代謝異常を言う。一般に，妊娠はインスリン抵抗性を強め，肥満妊婦では糖代謝異常が出現しやすいため，生活習慣改善による厳格な体重管理を行う。

糖尿病合併症

　急性と慢性がある。急性合併症 (高度のインスリン作用不足による急性の代謝失調) は糖尿病ケトアシドーシスと高浸透圧高血糖状態に代表され，強い高血糖症状による意識障害から昏睡に至ることもある。前者は1型糖尿病患者，後者は高齢者に多い。肥満糖尿病例ではブドウ糖含有飲料の多飲による清涼飲料水ケトーシスが起こる場合があり，一時的にインスリン依存状態となる。

　慢性合併症には，いわゆる3大合併症と言われる網膜症，腎症，神経障害 (細小血管障害)，冠動脈疾患，脳血管障害，末梢動脈疾患 (大血管障害) のほか，足病変 (潰瘍・壊

疽），骨病変（骨折の増加），手の病変（手根管症候群，ばね指），歯周病，認知症がある。

　肥満症患者では肥満関連腎臓病による尿蛋白も伴うため，腎障害の進行にも注意する。大血管障害と呼ばれる動脈硬化性疾患には糖尿病の他に，脂質異常症や高血圧，慢性腎臓病など多くの危険因子があり，肥満症にはこれらが複数併存する例が多いため，包括的な管理が重要である。肥満では下肢の循環障害を伴う例も多く，糖尿病足病変の増悪因子となりうる。最近，糖尿病患者でがん罹患率の高さが注目され，肥満に関連して増加するがん種との重複が多いことにも注意する。

治　療（図3）

　糖尿病治療の目的は，血糖値をはじめとする危険因子の管理による糖尿病合併症の発症・進展阻止，ひいてはQOL維持，健康寿命の延伸である。細小血管障害の発症予防・進展抑制にはHbA1c＜7.0％が推奨される（図4）。糖尿病治療の基本は食事・運動療法などの生活習慣の管理で，特に肥満糖尿病では減量が最も重要である。

1．食事療法

● 食事指導のポイント　①適切なエネルギー摂取量，②バランスのとれた食品構成，③規則的な食事習慣で，基本的に肥満症患者への食事指導と同様である。

● 治療開始時の目安とするエネルギー摂取量の計算式

　エネルギー摂取量＝目標体重×エネルギー係数

・目標体重（kg）の目安：総死亡が最も低いBMIは年齢によって異なり，一定の幅があることを考慮し，以下の式で求める。

　　65歳未満　　　　　　　　「身長（m）」^{2} × 22

　　前期高齢者（65-74歳）　「身長（m）」^{2} × 22-25

　　後期高齢者（75歳以上）　「身長（m）」^{2} × 22-25※

　　※75歳以上の後期高齢者では現体重を元に，フレイル，（基本的）ADL低下，合併症，体組成，身長の短縮，摂食
　　状況や代謝状態も評価して適宜判断する。

・エネルギー係数：身体活動レベルと病態に基づくエネルギー必要量（kcal/kg目標体重）。高齢者のフレイル予防では，身体活動レベルより大きい係数を設定できる。また，肥満で減量を図る場合，身体活動レベルより小さい係数を設定できる。いずれも，目標体重と現体重の乖離が大きい場合は，下記の目安を参考に，係数を柔軟に設定する。

・エネルギー係数の目安　　　　　　　　　　　　　　（kcal/kg目標体重）

　　軽い労作（大部分が座位の静的活動）　　　　　　　　25-30

　　普通の労作（座位中心だが通勤・家事，軽い運動を含む）　30-35

　　重い労作（力仕事，活発な運動習慣がある）　　　　　35-

・肥満者ではまず3％の体重減少をめざす。

● 指示されたエネルギー量内で，炭水化物，蛋白質，脂質や，適量のビタミン，ミネラルなど，各栄養素が必要量摂取できるよう配慮する。一般に，指示エネルギー量の

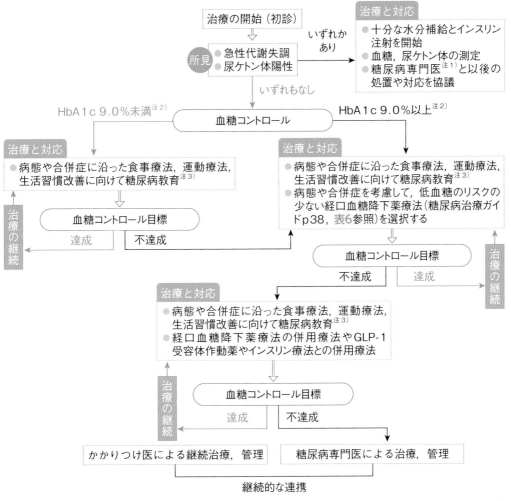

治療の開始（初診）

所見
● 急性代謝失調
● 尿ケトン体陽性

いずれか
あり

治療と対応
● 十分な水分補給とインスリン注射を開始
● 血糖，尿ケトン体の測定
● 糖尿病専門医[注1]と以後の処置や対応を協議

いずれもなし

血糖コントロール

HbA1c 9.0％未満[注2]

HbA1c 9.0％以上[注2]

治療と対応
● 病態や合併症に沿った食事療法，運動療法，生活習慣改善に向けて糖尿病教育[注3]

血糖コントロール目標

達成 → 治療の継続

不達成

治療と対応
● 病態や合併症に沿った食事療法，運動療法，生活習慣改善に向けて糖尿病教育[注3]
● 病態や合併症を考慮して，低血糖のリスクの少ない経口血糖降下薬療法（糖尿病治療ガイドp38，表6参照）を選択する

血糖コントロール目標

不達成

達成 → 治療の継続

治療と対応
● 病態や合併症に沿った食事療法，運動療法，生活習慣改善に向けて糖尿病教育[注3]
● 経口血糖降下薬療法の併用療法やGLP-1受容体作動薬やインスリン療法との併用療法

血糖コントロール目標

達成 → 治療の継続

不達成

かかりつけ医による継続治療，管理

糖尿病専門医による治療，管理

継続的な連携

注1）糖尿病専門医および認定教育施設は日本糖尿病学会ホームページ(www.jds.or.jp)上で都道府県別で検索できる．地域ごとの情報については地域医師会や糖尿病専門外来をもつ病院などに問い合わせるとよい．
注2）参考指標であり，個別の患者背景を考慮して判断する．
注3）施設・地域の医療状況や，社会的リソース・サポート体制などの患者背景を考慮し，糖尿病専門医への紹介を考慮する．
　　また，糖尿病専門施設での糖尿病教育入院なども考慮する．
　　その他，以下の場合，糖尿病専門医へ紹介を考慮する．
　　①口渇・多尿・体重減少などの症状がある場合
　　②低血糖を頻回に繰り返し糖尿病治療の見直しが必要な場合
　　③糖尿病急性増悪やステロイド使用や膵疾患や感染症に伴い血糖値の急激な悪化を認めた場合
　　④周術期あるいは手術に備えて厳格な血糖コントロールを必要とする場合
　　⑤糖尿病の患者教育が改めて必要になった場合
　　⑥内因性インスリン分泌が高度に枯渇している可能性がある場合

図3　インスリン非依存状態の治療

（日本糖尿病学会編著．糖尿病治療ガイド2020-2021．文光堂．2020．p36）

目　標	コントロール目標値[注4]		
	血糖正常化を めざす際の目標[注1]	合併症予防の ための目標[注2]	治療強化が 困難な際の目標[注3]
HbA1c（%）	6.0%未満	7.0%未満	8.0%未満

治療目標は年齢，罹病期間，臓器障害，低血糖の危険性，サポート体制などを考慮して個別に設定する。

注1）適切な食事療法や運動療法だけで達成可能な場合，または薬物治療中でも低血糖などの副作用なく達成可能な場合の目標とする。
注2）合併症予防の観点からHbA1cの目標値を7%未満とする。対応する血糖値としては，空腹時血糖値130mg/dL未満，食後2時間血糖値180mg/dL未満をおおよその目安とする。
注3）低血糖などの副作用，その他の理由で治療の強化が難しい場合の目標とする。
注4）いずれも成人に対しての目標値であり，また妊娠例は除くものとする。

図4　血糖コントロール目標（65歳以上の高齢者については糖尿病治療ガイドp104参照）

（日本糖尿病学会編著. 糖尿病治療ガイド2020-2021. 文光堂. 2020. p33）

40-60％を炭水化物，蛋白質は20％までとし，残りを脂質とする。肥満糖尿病患者では炭水化物と脂質の摂取過剰や，嗜好品や間食への介入が必要となる例が多い。極端な糖質制限食は勧められない。
● 食事の量とバランスの理解を促すために食品交換表を利用する場合もある。またインスリン治療患者の血糖管理には，炭水化物摂取量の計算から超速効型インスリン投与量が調節可能なカーボカウントが有効である[2]。

2．運動療法

運動の種類は，歩行やジョギングなどの有酸素運動と，筋力強化のためのレジスタンス運動を組み合わせて指導する。患者が「楽」または「ややきつい」と感じる強度で，できれば毎日，少なくとも週に3-5回行う。肥満糖尿病患者には，膝に負担のかからない水中歩行などが安全かつ有効である。運動習慣のない患者が多いため，周囲の人の協力を得る，ゲーム性の高い方法を採用するなどの工夫でモチベーションを高める。

3．薬物療法

食事・運動療法で血糖管理目標に到達しない場合，薬物療法を考慮する。薬剤選択に当たっては，血糖管理やインスリン分泌能，インスリン抵抗性の程度などを評価する。インスリン分泌を促進する薬剤としては，血糖依存性のDPP-4阻害薬とGLP-1受容体作動薬，血糖非依存性のスルホニル尿素薬と速効型インスリン分泌促進薬がある。一方でインスリン分泌を促進せず血糖を改善する薬剤としてビグアナイド薬，チアゾリジン薬，α-グルコシダーゼ阻害薬，SGLT2阻害薬がある[3]。肥満者の多くはインスリン抵抗性が強いため，ビグアナイド薬が第一選択となる例が多い。血糖の改善とともに体重が増加する糖尿病薬も少なくないが，DPP-4阻害薬は体重の増加や副作用が少ない。

患者の特徴・健康状態[注1]		カテゴリーⅠ		カテゴリーⅡ	カテゴリーⅢ
		①認知機能正常　かつ　②ADL自立		①軽度認知障害 - 軽度認知症　または　②手段的ADL低下，基本的ADL自立	①中等度以上の認知症　または　②基本的ADL低下　または　③多くの併存疾患や機能障害
重症低血糖が危惧される薬剤（インスリン製剤，SU薬，グリニド薬など）の使用	なし[注2]	7.0%未満		7.0%未満	8.0%未満
	あり[注3]	65歳以上75歳未満　7.5%未満（下限6.5%）	75歳以上　8.0%未満（下限7.0%）	8.0%未満（下限7.0%）	8.5%未満（下限7.5%）

治療目標は，年齢，罹病期間，低血糖の危険性，サポート体制などに加え，高齢者では認知機能や基本的ADL，手段的ADL，併存疾患なども考慮して個別に設定する。ただし，加齢に伴って重症低血糖の危険性が高くなることに十分注意する。

注1) 認知機能や基本的ADL（着衣，移動，入浴，トイレの使用など），手段的ADL（IADL：買い物，食事の準備，服薬管理，金銭管理など）の評価に関しては，日本老年医学会のホームページ（https://www.jpn-geriat-soc.or.jp/）を参照する。エンドオブライフの状態では，著しい高血糖を防止し，それに伴う脱水や急性合併症を予防する治療を優先する。
注2) 高齢者糖尿病においても，合併症予防のための目標は7.0%未満である。ただし，適切な食事療法や運動療法だけで達成可能な場合，または薬物療法の副作用なく達成可能な場合の目標を6.0%未満，治療の強化が難しい場合の目標を8.0%未満とする。下限を設けない。カテゴリーⅢに該当する状態で，多剤併用による有害作用が懸念される場合や，重篤な併存疾患を有し，社会的サポートが乏しい場合などには，8.5%未満を目標とすることも許容される。
注3) 糖尿病罹病期間も考慮し，合併症発症・進展阻止が優先される場合には，重症低血糖を予防する対策を講じつつ，個々の高齢者ごとに個別の目標や下限を設定してもよい。65歳未満からこれらの薬剤を用いて治療中であり，かつ血糖コントロール状態が表の目標や下限を下回る場合には，基本的に現状を維持するが，重症低血糖に十分注意する。グリニド薬は，種類・使用量・血糖値などを勘案し，重症低血糖が危惧されない薬剤に分類される場合もある。

【重要な注意事項】　糖尿病治療薬の使用にあたっては，日本老年医学会編「高齢者の安全な薬物療法ガイドライン」を参照すること。薬剤使用時には多剤併用を避け，副作用の出現に十分注意する。

図5　高齢者糖尿病の血糖コントロール目標（HbA1c値）
（日本老年医学会，日本糖尿病学会編著. 高齢者糖尿病治療ガイドライン2017. 南江堂. 2017. p46）

またSGLT2阻害薬は体重減少が期待され，肥満糖尿病患者への効果が期待される。体重減少の期待されるGLP-1受容体作動薬には経口薬と注射薬がある。血糖管理状況などから，体重増加を覚悟の上で皮下注射でのインスリン治療を選択する例も少なくない。

高齢者

高齢者糖尿病患者の増加に対応した「高齢者糖尿病診療ガイドライン2017」が発表された[3]。

糖尿病のある高齢者では，低血糖による意識障害や転倒に加え，認知症や心血管疾患，突然死のリスクとなるため，低血糖を避けることが重要である。治療に当たっては，年齢，罹病期間，臓器障害，低血糖の危険性，サポート体制などを総合的に考慮して血糖管理目標を設定する（図5）。

Q1 「インスリン抵抗性」とはどのような病態をさすのですか。

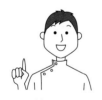

　　　　インスリンは膵臓から十分に分泌されているのに血糖値が下がらず，「インスリンの効きが悪い」状態とも表現します。蓄積した内臓脂肪から分泌されるTNFαなどのアディポサイトカインが増え，骨格筋細胞などでのインスリン伝達能力が低下するためです。肥満者では糖尿病だけでなく，血糖異常を認める前からインスリン抵抗性が存在します。インスリン抵抗性は耐糖能異常をもたらすだけでなく，脂質異常症や高血圧の発症にも関与するため，肥満症の病態の基盤と考えられています。インスリン抵抗性の改善には内臓脂肪や異所性脂肪を減らすことが重要で，体重減少とともに血糖値も低下する例はよく経験します。インスリン抵抗性の評価に際しては高インスリン血症を確認し，治療にはビグアナイド薬やチアゾリジン誘導体を考慮します。

Q2 高齢者の血糖管理で注意すべき点を教えてください。

　　　　「高齢者糖尿病診療ガイドライン 2017」[3]では，従来よりも管理目標値が高めになり，HbA1cの下限値も設定されました。高齢になると低血糖を自覚しにくくなり，そのため対応も遅れ，認知症などの合併症や転倒のリスクが増大して生命予後が悪化するからです。特に低血糖を招きやすいインスリンやSU薬を使用する際は，夜間，無自覚の低血糖の危険があるため，HbA1cの下げすぎに注意すべきです。
　　一方，健康状態は高齢になるほど個人差が大きく，年齢以上に認知症やフレイルなどがADLに影響します。合併症の出現・悪化に至る時間の経過を考えると，高齢者糖尿病の合併症を予防する血糖管理の厳格さは，若年・中年者とは自ずから異なりますね。

文　献

1）日本糖尿病学会編著. 糖尿病治療ガイド 2020-2021. 文光堂. 2020. p18
2）日本糖尿病学会編著. 医療者のためのカーボカウント指導テキスト. 文光堂. 2017
3）日本糖尿病学会編著. 糖尿病治療ガイド 2020-2021. 文光堂. 2020. p38-9
4）日本老年医学会，日本糖尿病学会編著. 高齢者糖尿病診療ガイドライン 2017. 南江堂. 2017

生活習慣病と
肥満症生活習慣改善指導士

肥満症総論

肥満症と動脈硬化

4章
肥満症各論

肥満症・
メタボリックシンドローム対策

4章 肥満症各論

2 脂質異常症

▶ 生活習慣病にかかわる血清脂質はコレステロールとTG（中性脂肪）であり，血中で蛋白質と球状の複合体であるリポ蛋白をつくる。

▶ 血清脂質は食事で摂取したものや肝臓から放出され身体の組織に輸送されるリポ蛋白に含まれる脂質であり，リポ蛋白の産生と利用のバランスが崩れると異常値を示す。

▶ 血清脂質は身体の栄養や代謝状態を表す指標として，高値になるほど動脈硬化症を惹起し，心筋梗塞や狭心症，脳血管障害を起こす可能性が高くなる。

▶ 脂質異常症には高LDL-C（コレステロール）血症，高TG血症，低HDL-C血症などがあり，動脈硬化性疾患予防ガイドラインに基づいて診断する。

▶ 動脈硬化性疾患の予防には，脂質異常症の管理だけでなく，他の危険因子も適切に管理する必要がある。脂質異常症の治療に際しては，動脈硬化性疾患の発症リスクを層別化し，リスク区分に沿って脂質管理目標値を設定する。

▶ 一般に，体格指数（BMI），内臓脂肪量の増大とともにTGは上昇し，HDL-Cは低下し，LDL-Cとの関連は小さい。長期の減量・適正体重の維持で見込める効果は対象や方法で異なるが，体重や内臓脂肪の減少とともにHDL-Cは上昇し，TGは低下する。

▶ 生活習慣改善指導に当たっては，まず家族歴や既往歴を聴取して，特に家族性高コレステロール血症や他の原疾患を鑑別し，脂質異常症のカテゴリーとリスクを評価し，肥満症やメタボリックシンドロームと脂質異常の関係を理解しておく。減量治療効果を定期的に評価する。

keyword

脂質異常症，動脈硬化性疾患，LDL-C，HDL-C，TG

血清脂質

● 血清脂質にはコレステロール，TG，リン脂質，FFA（遊離脂肪酸）などがある。この中で，生活習慣病とかかわるコレステロールとTGは，摂取した食事に由来するものと肝臓などの細胞でつくられたものに由来する。コレステロールは細胞膜やホルモンの成分となり，TGは脂肪酸に分解され，エネルギー源として身体で利用される。

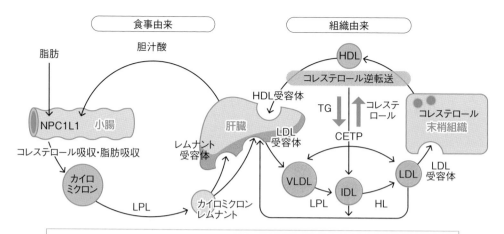

図1　リポ蛋白代謝とその異常

（動脈硬化性疾患予防のための脂質異常症診療ガイド 2018 年版）

- 疎水性の高い脂質は，血液中にはそのままの状態ではなく，蛋白質とともに球状の複合体として存在する（リポ蛋白）。リポ蛋白は，その成分である脂質・蛋白質の量で大きさと重さが決まり（比重＝密度），HDL（高比重リポ蛋白），LDL（低比重リポ蛋白），VLDL（超低比重リポ蛋白），カイロミクロンなどに分類される。密度の高い（大きさの小さい）HDLやLDLはコレステロール含量が多く，密度の低い（大きさの大きい）VLDLやカイロミクロンはTGの割合が多い。リポ蛋白は腸管や肝臓でつくられ，血液中に放出され，血液中の酵素で代謝されるか，受容体を介して臓器や細胞へ取り込まれる（図1）。

- 以上のように，リポ蛋白は身体の中で脂質を輸送する役割を担う。血液検査による血清TC（総コレステロール）値やTG値は，血清中のすべてのリポ蛋白に含まれるコレステロールとTGの総量を示し，LDL（HDL）-Cはリポ蛋白LDL（HDL）に含まれるコレステロール量を表す。

- 産生／利用される脂質（リポ蛋白）量は一定に保たれているが，リポ蛋白の産生過剰／利用減少によって血清脂質は高値となり，リポ蛋白の産生量減少／利用増加によって血清脂質は低値となる。

脂質異常症

- 血清脂質は身体の脂質代謝，つまり栄養や代謝の状態を表す有用な指標となる。血清脂質が高値や低値を示す脂質異常症から，種々の病気（合併症）が惹起される。合併

症の中でも血清脂質値と密接にかかわる動脈硬化症は，心筋梗塞や狭心症，脳血管障害など，生命を脅かす脳心血管疾患の原因となる。

● 従来の種々の国・地域や人種の疫学調査では，TC値が高いほど冠動脈疾患を伴いやすく，コレステロールの中でもLDL-C高値が発症リスクになっている。血中のLDLが増えて高LDL-C血症になると，血管壁でコレステロールの蓄積を促し動脈硬化を進展させることから，LDL-Cは悪玉コレステロールとも言われる。一方，HDLは血管に蓄積した余分なコレステロールを引き抜いて動脈硬化を抑える働きを示し，HDL-C値が高いほど動脈硬化の進展を抑制することから，善玉コレステロールとも言われる。

● 以上のように，リポ蛋白に含まれるコレステロール量は，動脈硬化のリスクを示す。最近の多数の介入試験では，薬物療法で高LDL-C血症や低HDL-C血症を是正すると，動脈硬化の進展が抑制されている。

● LDL-Cと同様に，血清TGも高値になるほど冠動脈疾患のリスクが上がる。一般に，血清TGが高いほどHDL-Cは低くなる。高TG血症への薬物療法の動脈硬化への効果は，コレステロール治療に比べてエビデンスは少ない。しかし，高TG血症と低HDL-C血症はメタボリックシンドロームに伴う脂質異常症として，その診断指標となっている。

脂質異常症の診断と治療

● 脂質異常症は高LDL-C血症，高TG血症，低HDL-C血症を指標として，日本動脈硬化学会の「動脈硬化性疾患予防ガイドライン2017年版」の以下の基準で診断する[1]。

▼脂質異常症診断基準（空腹時採血）*

LDL-C	≧140 mg/dL	高LDL-C血症
	120-139 mg/dL	境界域高LDL-C血症**
HDL-C	<40 mg/dL	低HDL-C血症
TG	≧150 mg/dL	高TG血症
non-HDL-C	≧170 mg/dL	高non-HDL-C血症
	150-169 mg/dL	境界域高non-HDL-C血症**

*10時間以上の絶食を「空腹時」とする。ただし水やお茶などカロリーのない水分の摂取は可とする。
**スクリーニングで境界域高LDL-C血症，境界域高non-HDL-C血症を示した場合は，高リスク病態がないか検討し，治療の必要性を考慮する。
・LDL-CはFriedewald式（TC − HDL-C − TG/5）または直説法で求める。
・TG≧400 mg/dLや食後採血の場合はnon-HDL-C（TC − HDL-C）かLDL-C直接法を使用する。ただしスクリーニング時に高TG血症を伴わない場合はLDL-Cとの差が+30 mg/dLより小さくなる可能性を念頭に置いてリスクを評価する。

● このガイドラインにある「動脈硬化性疾患」とは，脂質異常症と関連の強い粥状動脈硬化症のことで，冠動脈疾患や脳血管障害，末梢動脈疾患を引き起こす。肥満，特にメタボリックシンドロームの病態が重視され，肥満に伴う脂質異常症の診療にも最適なガイドラインである。

● 動脈硬化性疾患の予防には，脂質異常症の管理に加え，その他の危険因子も適切に管理する必要がある。脂質異常症の診断とLDL-C管理目標設定には，性・年齢・危険

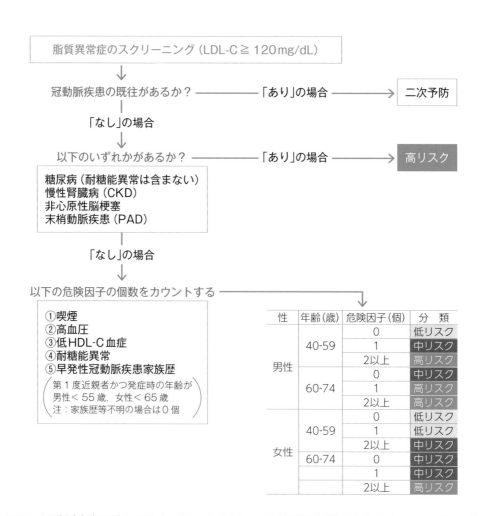

図2 冠動脈疾患予防からみたLDLコレステロール管理目標設定のためのフローチャート
(危険因子を用いた簡易版) (動脈硬化性疾患予防ガイドライン2017年版)

表1 リスク区分別脂質管理目標値

治療方針の原則	管理区分	脂質管理目標値(mg/dL)			
		LDL-C	non-HDL-C	TG	HDL-C
一次予防 まず生活習慣の改善を行った後 薬物療法の適用を考慮する	低リスク	<160	<190	<150	≧40
	中リスク	<140	<170		
	高リスク	<120	<150		
二次予防 生活習慣の是正とともに薬物治療 を考慮する	冠動脈疾患 の既往	<100 (<70)*	<130 (<100)*		

*家族性高コレステロール血症,急性冠症候群の時に考慮する。糖尿病でも他の高リスク病態(出典の表1-3b)を合併する時はこれに準ずる。
・一次予防の管理目標達成の手段は非薬物療法が基本であるが,低リスクでもLDL-C≧180mg/dLの場合は薬物治療を考慮するとともに,家族性高コレステロール血症の可能性を念頭に置いておくこと(出典の第5章参照)。
・まずLDL-Cの管理目標を達成し,その後non-HDL-Cの達成をめざす。
・これらの値はあくまでも到達努力目標値であり,一次予防(低・中リスク)ではLDL-C低下率20-30%,二次予防ではLDL-C低下率50%以上も目標となりうる。
・高齢者(75歳以上)については出典の第7章を参照。

(動脈硬化性疾患予防ガイドライン2017年版)

因子数による層別化チャート（図2）によるリスクのカテゴリー分類に応じた脂質管理目標値（表1）を設定する[1]。一次予防では，原則としてまず生活習慣の改善を行った後，薬物療法の併用も考慮し，LDL-Cとnon-HDL-Cで低・中・高リスク区分別の管理目標を設定する。二次予防では，生活習慣の是正と同時に薬物治療を開始する。一次予防，二次予防のTGとHDL-Cの目標値は共通である。

● 二次予防でより厳格な管理を要する病態は，①家族性高コレステロール血症，②ACS（急性冠症候群），③糖尿病患者の中で，非心原性脳梗塞，PAD（末梢動脈疾患），CKD（慢性腎臓病），メタボリックシンドローム，主要危険因子の重複，喫煙を伴う場合，である（図2）。

● 肥満症に伴う脂質異常症の減量治療では，生活習慣の改善と同時に，脂質値を含む包括的なリスク評価を行う。メタボリックシンドロームはLDL-C値とは独立して動脈硬化性疾患進展の高リスク病態で，内臓脂肪蓄積やインスリン抵抗性などの病態を基盤に動脈硬化の危険因子が重複しているため，生活習慣の改善（食事・運動療法の励行）が治療の基本である。

肥満例の脂質管理

● 国内外の疫学研究では，BMIはTGとは正の相関，HDL-Cとは負の相関を示し，血清TC，LDL-Cとは弱い相関を示すことから，肥満に基づく脂質異常症は高TG血症，低HDL-Cを特徴とする。これは内臓脂肪蓄積，インスリン抵抗性による肝臓のリポ蛋白産生過剰や，リポ蛋白を代謝するリポ蛋白リパーゼなどの酵素作用の低下によって，TGを多量に含むリポ蛋白が貯留することによる。このような量的な異常は質的な異常，つまりレムナント，酸化LDL，small dense LDLなどの動脈硬化惹起性リポ蛋白の産生を伴うとともに，食後の脂質高値を招きやすい。

● 脂質異常症改善のための減量に関する大規模試験は行われていないが，種々の目的で実施された減量試験での脂質変化は，短期と長期（6ヵ月以上），食事・プログラム内容などによって異なる。脂質値改善効果は，短期では減量食の内容，減量方法によって異なり，6ヵ月以降は差異が縮小する一方，長期ではプログラム遵守率の影響が大きくなる場合が多い，また研究によってばらつきはあるが，糖尿病，メタボリックシンドローム患者では，長期にわたる体重・ウエスト周囲長の低下に伴って，HDL-Cの上昇，LDL-CとTGの低下が見られる。

生活習慣改善指導の手順

脂質異常症の鑑別，一次予防・二次予防，リスクの層別化，リスク別脂質管理目標値の設定（図2）に沿った生活習慣改善指導を行う。

1. 脂質異常症の鑑別

脂質異常症が起こる原因は多岐にわたる。まず生活習慣以外の原因を知るために，家族歴や既往歴を詳細に聴取する。血清LDL-C ≧ 180mg/dLや「家族歴あり」の場合

は生活習慣ではなく，家族性高コレステロール血症など動脈硬化症の高リスクである遺伝性脂質異常を鑑別し，甲状腺機能低下症などの内分泌疾患や肝疾患，ネフローゼ症候群などの腎疾患を伴う場合は，二次性脂質異常症として原疾患の治療を行う。

2．脂質異常症の診断とリスク評価

　　動脈硬化性疾患予防ガイドラインの脂質異常症診断基準で動脈硬化リスクを把握する。一方，著しい高TG血症≧ 1,000 mg/dLは急性膵炎の高リスクとして，緊急対応可能な専門の医療機関を紹介する。血清TG値は食事や飲酒の影響を受けるため，空腹時採血とする。少量の飲酒は血清HDL-C値を上げるが，大量の飲酒は著しい高TG血症を招くことがある.

3．脂質異常症への生活習慣改善指導

● 脂質異常症の治療では，まず生活習慣改善指導を行い，目標は過剰な総エネルギー摂取量を減らし，身体活動量を増やして標準体重を維持することである。肥満に基づく脂質異常は減量治療によって早期から改善を示すため，肥満症患者の治療継続への動機づけにもなる。長期治療では治療へのアドヒアランス向上のための工夫も重要である。

● 肥満症に伴う一般的な脂質異常症の治療は日本動脈硬化学会「動脈硬化性疾患予防ガイドライン2017」に準拠する。脂質異常症を改善する食事療法は，他の危険因子の改善，動脈硬化性疾患の予防にも有効なThe Japan Diet（伝統的な日本食）が推奨される。肥満の解消には標準体重と日常生活活動量から算出した適正な総エネルギー量を摂取する。野菜，果物，未精製穀類，海藻類，大豆製品などを増やし，エネルギー配分は脂質20-25％，糖質50-60％とする。LDL-C高値例では飽和脂肪酸を減らして不飽和脂肪酸を増やし，コレステロール摂取を制限して食物繊維を増やす。TGを下げるには糖質とアルコールを制限してn-3系多価不飽和脂肪酸の摂取を増やし，HDL-Cを上げるにはトランス脂肪酸の摂取を避ける。

● 動脈硬化予防や脂質代謝改善に効果的な運動療法は，継続的な身体活動や有酸素運動（中等度の有酸素運動を毎日30分以上）である。運動療法による脂質改善で最も多くみられるのはHDL-Cの上昇である。

● 生活習慣の改善で脂質管理不十分な例では絶対リスクに応じて脂質異常症を改善する薬物治療を選択する。薬物治療開始後は薬剤の効果と同時に副作用に注意する（一般に最初の3ヵ月は毎月，その後は少なくとも3ヵ月毎の検査が望ましい）。

Q&A

Q1 脂質異常症はなぜ心筋梗塞や脳血管障害などの動脈硬化性疾患の危険因子になるのですか。

　　　血液中のLDLが過剰になると，血管壁に侵入し，酸化LDLなどに変性して炎症細胞や血管細胞を活性化し，マクロファージに貪食されます。このような状態が長期に続くと，活性化された種々の細胞やコレステロールが蓄積し，動脈硬化が形成されます。メタボリックシンドロームや内臓脂肪蓄積で見られる高TG血症は，インスリン抵抗性の病態や，レムナントと呼ばれる異常なリポ蛋白が血中に存在し，血管細胞が病的に活性化され，酸化LDLを産生しやすい状態を示しています。高TG血症は通常，低HDL-C血症を伴い，血管壁からコレステロールを引き抜くHDLの働きを弱めます。これらの機序で，脂質異常症が続くと動脈硬化性疾患の高リスク病態に至るのです。

文　献

1）日本動脈硬化学会. 動脈硬化性疾患予防ガイドライン 2017 年版

3 高血圧

- ▶肥満症では高血圧は最も多い合併症の１つである。高血圧は狭心症・心筋梗塞，脳卒中などの心血管病や，CKD（慢性腎臓病）の危険因子であり，疾患発症に加え，機能予後・生命予後が低下する要因である。
- ▶肥満例では高血圧の発症予防と管理が，上記の疾患予防につながる。肥満は高血圧の成因と合併症の進展に密接にかかわる。血圧上昇は軽度でも，腹部肥満・インスリン抵抗性にメタボリックシンドロームを伴うと心血管疾患リスクが上昇する。メタボリックシンドロームの血圧管理も心血管疾患の予防につながる。
- ▶肥満ではインスリン抵抗性，高インスリン血症を基盤に食塩感受性などで交感神経活性，循環血液量増加を介して血圧上昇に至ると考えられる。BMIと血圧値は相関し，減量によって血圧は低下する。
- ▶血圧管理では生活習慣の修正によって適正体重を維持する。2008年に導入された特定健康診査・特定保健指導（特定健診・保健指導）では，内臓脂肪型肥満の改善が血圧値の改善に寄与している。
- ▶肥満やメタボリックシンドロームの高血圧への薬物療法は，糖代謝・インスリン抵抗性などへの影響から，ACE阻害薬，ARB（アンジオテンシンⅡ受容体拮抗薬）の使用を考慮する。

※参考：高血圧治療ガイドライン2019（JSH2019）[1]

keyword

インスリン抵抗性，メタボリックシンドローム，食塩感受性，内臓脂肪蓄積型肥満，Cushing症候群，睡眠時無呼吸症候群

高血圧の病態と診断

1．高血圧とは

- ●血圧は血管にかかる圧を指し，通常100-200mmHg程度である。血管内壁に過剰な圧がかかる高血圧では心血管系や組織の障害，組織の血液還流障害などを生じる。
- ●高血圧は動脈硬化を惹起・促進し，組織還流低下から脳心腎・血管の合併症が進展する。脳では大脳・小脳・脳幹などの脳内出血，悪性高血圧による高血圧性脳症，穿通枝の変性でラクナ梗塞や頭蓋内動脈血栓が進展する。心臓の動脈硬化は狭心症・心筋

梗塞を生じ，圧負荷から左室肥大の進展，高血圧性心不全を招き，心房細動や大動脈弁狭窄症に至る。腎では高血圧性腎障害が進行して腎不全に陥る。眼底では網膜動脈狭窄，網膜出血・滲出，乳頭浮腫の発症・進展，血管では解離性大動脈瘤や動脈閉塞性疾患に至る。

●以上のように，高血圧は生命予後，健康寿命の短縮に関連する。肥満は高血圧の原因であり，高血圧の増悪因子でもあるため，両者が合併すると疾患発症リスクはより増大し，予後もいっそう悪化する。

2．高血圧の診断基準

●日本高血圧学会の「高血圧治療ガイドライン 2019」(JSH 2019)では，診察室血圧ではSBP (収縮期血圧)/DBP (拡張期血圧) ≧ 140/90 mmHg を高血圧とする。診察室以外の血圧測定法は，家庭血圧と ABPM (24 時間自由行動下血圧測定)で，家庭血圧≧135/85 mmHg，ABPM ≧ 130/80 mmHg を高血圧として対処する。

●診察室血圧による高血圧は，Ⅰ度 140-159/90-99 mmHg，Ⅱ度 160-179/100-109 mmHg，Ⅲ度 ≧ 180/110 mmHg に分類する。

●血圧の高度の上昇 (多くは ≧ 180/120 mmHg)は高血圧緊急症と言い，高血圧性脳症，急性大動脈解離，心不全，急性腎不全など，脳心腎，血管の急性障害が進行する生命の危機状態ととらえ，直ちに関連する臓器別専門医や高血圧専門医のいる施設に治療を依頼する。

3．血圧測定法と基準値

●診察室血圧は，支え台などに前腕を置いてカフを心臓の高さに保ち，安静座位で測定する。1-2 分の間隔をおいて複数回測定し，安定した値(測定値の差＜5 mmHg を目安)を示した 2 回の平均値を血圧値とする。診察室血圧に基づく高血圧の診断は，少なくとも 2 回以上の異なる機会の血圧値に基づく。標準的には聴診法で測定するが，上腕式自動血圧計の使用も認められている。

●家庭血圧測定は上腕カフ血圧計で原則 2 回測定し，その平均値をその機会の血圧値とする。1 機会 1 回のみ測定した場合，その値をその 1 機会の血圧値とする。家庭血圧による高血圧診断，降圧薬の効果判定は，朝晩それぞれの測定値 7 日 (少なくとも 5日以上)の平均値で行う。

●診察室血圧，家庭血圧で診断が異なる場合は家庭血圧を優先する。未治療，家庭血圧正常で診察室血圧が高血圧の「白衣高血圧」は高血圧，糖尿病の予測因子，診察室血圧正常で家庭血圧が高血圧の「仮面高血圧」は心血管病の危険因子である。

●肥満例の血圧測定では，カフは上腕周囲長に合うサイズを使う。過体重・肥満に通常カフを使うと本来の値よりも高くなりやすいため，サイズの大きいカフ，特大サイズのカフも常備しておく。

肥満と高血圧の成因

1．肥満と二次性高血圧

● 原因を特定できない本態性高血圧に対し，高血圧の原因となる原疾病が存在し，原疾患を治療すると改善する高血圧を二次性高血圧と言う。高血圧と肥満には共通の原因があり，両方進行する疾患には，多囊胞性卵巣症候群，Cushing症候群，睡眠時無呼吸症候群（SAS）などがある。二次性高血圧を疑う例は高血圧専門の医療機関に紹介する。

2．肥満と本態性高血圧

● 二次性高血圧を除外した上で本態性高血圧と診断する。高血圧は複数の遺伝因子と環境因子を成因とする多因子疾患で，高血圧患者のほとんどは血圧上昇の原因を同定できない本態性高血圧である。高血圧発症の予測因子には加齢，男性，高血圧，肥満，食塩摂取量，IGT（耐糖能異常）などがあり，多くの疫学研究も肥満・過体重が高血圧発症の危険因子であることを示している。

● 血圧の主な規定因子は，心拍出量，末梢血管抵抗，循環血液量，血液の粘度，大動脈の弾性である。肥満例では循環血液量や酸素消費量の増加，副腎皮質機能亢進，交感神経系亢進，食塩感受性亢進，過食に伴う食塩摂取量の増加などを認める。

3．腹部肥満と高血圧発症の機序

● 肥満例ではインスリン抵抗性や高インスリン血症を背景に，交感神経活性に加え，RAAS（レニン・アンジオテンシン・アルドステロン系），食塩感受性の亢進，腎尿細管でのNa（ナトリウム）再吸収亢進，循環血液量の増加から血圧が上昇する。

● 腹部肥満（内臓脂肪蓄積）では脂肪細胞のアディポネクチン産生低下，TNF α 分泌亢進，遊離脂肪酸放出などの機序を介してインスリン抵抗性が促され，より高頻度に高血圧進展につながると考えられる。また，高インスリン血症はTG（中性脂肪）蓄積と肥満を促し，レプチン分泌亢進，アディポネクチン産生低下などアディポサイトカインに影響する。

● 以上のように，腹部肥満と高血圧の相互作用で交感神経系はより亢進し，血管壁構造の変化，末梢血管抵抗増大など多彩な機序で悪循環に陥り，高血圧の進展に関与すると考えられる。

● 腹部肥満とその後の高血圧発症の関連については，日本人の一般住民の正常血圧者を8年間追跡した検討では，腹部肥満の存在は3倍，腹囲の増加は2倍，その後の高血圧発症を増加させることが示された[2]。

肥満と血圧管理

1．生活習慣の改善

● 生活習慣の改善そのものが高血圧予防，軽度の降圧につながり，減量の一助にもなり

うるため，すべての患者に積極的に勧める。

- 肥満例の高血圧予防，肥満合併高血圧の管理では，まず食事・運動療法による減量・適正体重の維持を勧める。ただし急激な減量は有害事象を招くこと，また4kg程度の減量で有意に降圧しうることから，長期に無理のない減量計画を立てる。
- 軽度肥満例ではBMI＜25kg/m^{2}を目標に，食事・運動療法を行う。高度肥満例では，まず5-10％の減量をめざす。体重が5-10％減るだけで血圧や代謝が改善し，患者のモチベーション維持にもつながる。
- 食事療法ではコレステロールや飽和脂肪酸の摂取を控え，魚（魚油）を積極的に摂取するよう勧める。また食塩過剰摂取と血圧上昇の関連からも，肥満例の降圧に有効な減塩（食塩＜6g/日）を勧め，食塩摂取評価を含む減塩指導を行う。
- 飲酒習慣は血圧上昇の原因となり，大量の飲酒は高血圧，脳卒中やアルコール性心筋症，心房細動，SAS，癌の原因になる。これらの疾患は肥満例にも伴いやすい。生活習慣病，心血管疾患の予防には禁酒・節酒を勧めるべきである。

2．降圧薬による治療

- 降圧治療の際も生活習慣の改善を基本に，降圧目標に達しない例は薬物治療を併用する。降圧治療の目的は心血管病の予防である。心血管病抑制効果は，降圧薬の種類に関係なく，得られる降圧度に比例する。主要降圧薬のCa拮抗薬，ARB，ACE阻害薬，少量の利尿薬，β遮断薬から，積極的適応や禁忌・慎重投与となる病態，合併症の有無に応じて，個々の高血圧患者に最適な降圧薬を選択する。
- 降圧薬の服用は朝1日1回を原則に，24時間安定した血圧管理や副作用軽減には晩1回，朝晩の2回に分服，晩か就寝前の追加などを試みる。
- 肥満例の血圧上昇に関連するインスリン抵抗性，交感神経活性，RAAS亢進などの抑制，アディポサイトカインの改善などが期待できる降圧薬として，ARB，ACE阻害薬があげられる。肥満を伴う高血圧では治療抵抗性が少なくないため，ARB，ACE阻害薬に加えて，Ca拮抗薬，α遮断薬，少量のサイアザイド利尿薬の併用が必要になる例が多い。交感神経を抑制するα遮断薬は，肥満高血圧には有用と考えられる。

特定健診・保健指導の血圧管理

- 特定健診・保健指導は内臓脂肪蓄積型肥満に基づくメタボリックシンドロームの概念から，生活習慣の早期改善による効果的な生活習慣病，心血管病の予防を目的とし，高血圧の予防と治療にも有用である。
- JSH2019はJSH2014と同様に，特定健診・保健指導の高血圧対策として，①健診や保健指導では測定血圧値に加えて家庭血圧値も参考にする，②保健指導判定基準値SBP/DBP≧130/85mmHgは医療職が生活習慣改善指導（ただし家庭血圧＜125/80は健診時血圧≧130/85mmHgでも白衣現象とし，血圧高値とはしない），③健診時血圧＜130/85mmHgでも家庭血圧≧125/80mmHgは高値血圧-高血圧，家庭血圧135/85mmHgは仮面高血圧として受診勧奨，④140/90mmHgは原則受診勧奨，

140-159//90-99mmHgのI度高血圧は，糖尿病，CKDなどがあれば直ちに受診勧奨，≧160/100mmHgのII度高血圧以上は直ちに受診勧奨，⑤危険因子のないI度高血圧は受診勧奨を前提に情報提供を行う（受診者に高血圧であると伝え，医療職が減塩，食事療法，運動療法の生活習慣改善効果を示し，家庭血圧測定の上，1ヵ月後の医療機関受診を勧める）。

Q&A

Q1 肥満を伴う二次性高血圧例で診断に注意が必要な疾患はありますか。

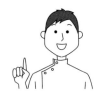

（ACTH依存性）Cushing症候群がその1つです。副腎皮質からのコルチゾール過剰分泌で特異的症候（表1）を示す病態の総称で，高コルチゾール血症へのACTH（adrenocorticotropic hormone）の関与の有無でACTH依存性とACTH非依存性に大別されます。前者には下垂体ACTH産生腺腫によるCushing病，異所性ACTH産生腺腫，後者には副腎腺腫や両側副腎過形成による副腎性Cushing症候群（狭義のCushing症候群）が含まれます。ACTH依存性Cushing症候群（いわゆるCushing症候群）は，Cushing病や異所性ACTH産生腺腫との鑑別診断が重要課題とされています。

日常診療で簡便かつ効率的なチェック法は，①前腕屈側の皮膚をつまんでひ薄化の有無を見ること，②ウエスト周囲と上腕・大腿の太さを比べて中心性肥満の有無を見ること，とされ[3]，主症候以外に，脂質異常症，爪白癬を伴う例もあります。

治療は手術が基本で，副腎線腫は腹腔鏡下副腎摘出術，Cushing病は経蝶形骨洞下垂体摘出術，異所性ACTH産生腺腫は原因病巣の外科的摘出が第一選択となります。術前や手術不能例では強力な降圧が必須ですが，治療抵抗性高血圧例が多く，RAAS阻害薬，Ca拮抗薬，利尿薬，α遮断薬などの併用治療を駆使し，心血管疾患を防ぐ必要があります。

表1 Cushing症候群の主症候

(1) 特異的症候：満月様顔貌，中心性肥満/水牛様脂肪沈着，皮膚の伸展性赤紫色皮膚線条（幅≧1cm），皮膚のひ薄化/皮下溢血，近位筋萎縮による筋力低下，成長遅延を伴う小児肥満
(2) 非特異的症候：高血圧，月経異常，座瘡（にきび），多毛，浮腫，耐糖能異常，骨粗鬆症，色素沈着，精神異常
　(1)(2)の各々1つ以上を認める場合，Cushing症候群を疑う

（厚生労働科学研究難治性疾患克服研究事業　間脳下垂体機能障害に関する調査研究班（研究代表者　千原和夫）平成21年度改訂．2009から作成）

文　献

1) 日本高血圧学会編. 高血圧治療ガイドライン2019. ライフサイエンス出版. 2019
2) Hypertens Res 2008；31：1385-90
3) 二川原 健. 視床下部－下垂体－副腎系(3). 須田俊宏編. 臨床内分泌学・代謝学 改訂第2版. 弘前大学出版会. 2011. 167-80

4 高尿酸血症

▶ 高尿酸血症は現在も増加傾向にあり，日本の成人男性での頻度は30歳以降で30％に達すると推定されている。高尿酸血症はBMI増加，内臓脂肪蓄積と強く関連する。追跡調査では肥満者は高尿酸血症の頻度が高いことが示されている一方で，減量による高尿酸血症改善の効果も報告されている。

▶ 高尿酸血症・痛風例への生活指導は食事療法，飲酒制限，運動の推奨が中心となる。痛風発症のリスクが高い集団は，アルコール摂取量が多い，肉類・砂糖入りソフトドリンク・果糖の摂取量が多い，BMIが高いという特徴を示し，痛風になりにくいのは，コーヒー摂取量が多い，ランニング距離が長い，適度な運動を日常的に行う集団であると報告されている。

▶ 高尿酸血症・痛風は高血圧，脂質代謝異常，糖代謝異常など，他の生活習慣病の合併頻度が高いため，各疾患のガイドラインなども参照しながら，継続的に指導していく必要がある。

keyword

尿酸，高尿酸血症，痛風，尿路結石，関節炎

高尿酸血症の定義・疫学

● 血清尿酸値には性差があり，閉経前の女性は男性より約1mg/dL低値であるが，血清中の尿酸溶解濃度である7.0mg/dLを正常上限とし，性・年齢を問わずこれを超える例が高尿酸血症と定義されている。高尿酸血症は現在も増加傾向にあり，日本の成人男性での頻度は30歳以降で30％に達すると推定されている。

高尿酸血症の病態

● 健常者の体内には通常約1,200mgの尿酸プールが存在し，1日約700mgの尿酸が産生される。尿酸はプリン体の最終代謝物質で，プリン体の約30％は食餌由来で供給され，約70％は内因性に，主に肝臓で生成される。700mgのうち，腎臓から約500mg，汗，便などから残りの約200mgが排泄される。

● 尿酸の産生量と排泄量が同等量であれば高尿酸血症は起こらないが，尿酸産生量の増

加，尿中尿酸排泄量の低下，その両者が混在すると，それぞれ尿酸産生過剰型，尿酸排泄低下型，混合型の高尿酸血症が起こる。また，二次性の高尿酸血症の原因として，薬剤，細胞増殖の亢進（悪性腫瘍など），遺伝性代謝性疾患，腎疾患などがある。これらによる高尿酸血症を疑う場合は主治医と連携の上で指導に当たることが望ましい。

高尿酸血症の合併症

1. 尿酸沈着症（痛風関節炎，痛風結節，尿路結石）

● 高尿酸血症が持続すると，尿酸沈着症（痛風関節炎，痛風結節，尿路結石）の発症リスクが高くなる。尿路結石は，高尿酸血症・痛風の存在は尿酸結石のみならず尿路結石で最も多いシュウ酸カルシウム結石の形成にも関与することが示されている。

2. 高血圧，糖代謝異常，脂質代謝異常

● 血清尿酸は単独で動脈硬化性疾患の危険因子となるか否か，いまだに意見が分かれるが，高尿酸血症は高血圧，糖代謝異常，脂質代謝異常などを高頻度に伴い[1]，メタボリックシンドロームの周辺兆候であることが示唆されている。

● 合併機序としては，インスリン抵抗性または高インスリン血症によって腎尿細管でのナトリウム−尿酸の再吸収が亢進し，血圧上昇と尿酸排泄低下によって高尿酸血症が起こることが示されている[2,3]。

● また，糖代謝と血清尿酸値の関係は，インスリン抵抗性が存在する時期には，血糖値と血清尿酸がともに上昇するが，糖尿病を発症し，尿糖が増加すると浸透圧利尿によって尿中尿酸排泄が増加し，血清尿酸値の低下を認めることがある。

● 高尿酸血症と脂質代謝異常の関係は，従来から特に高TG血症の合併頻度が高いと報告されている。両者の合併は，内臓脂肪型肥満では内臓脂肪由来の遊離脂肪酸が門脈から肝臓に取り込まれ，肝臓での脂肪合成が亢進する際に五炭糖リン酸経路が活性化する結果，プリン体の de novo 合成（新規合成）とTG合成が亢進する機序が考えられている[4,5]。

高尿酸血症の肥満対策

● 人間ドック受診成人男性を対象にBMIと血清尿酸値を調べた研究では，BMIが高い群ほど血清尿酸値が高く，BMI $\geq 28 kg/m^2$ では高尿酸血症の頻度が約半数に達した[1]。また，企業健診受診男性を対象とする臍高CTによる内臓脂肪面積と血清尿酸値にも有意な正の相関を認めた[6]。さらに，日本の企業勤務男性を6年間追跡した研究では，BMI ≥ 24.2 の群はBMI < 22 の群に比べて高尿酸血症を約2倍発症すると報告されている[7]。

● 体重増加や内臓脂肪増加による尿酸の上昇が示されている一方で，高尿酸血症への減量の有用性も示されている。男女の高度肥満例では入院による食事・運動療法で減量した場合，尿酸の生成が抑制され，かつ尿酸クリアランスが改善し，血清尿酸値が低下すること[8]，肥満を伴う中年男性に1年間の教育を行った結果，血圧，脂質代謝，

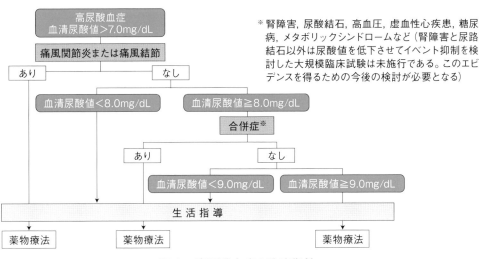

図1　高尿酸血症の治療指針

（日本痛風・核酸代謝学会ガイドライン改訂委員会編著. 高尿酸血症・痛風の治療ガイドライン第3版. 診断と治療社. 2018. p116）

血糖値などとともに血清尿酸値も有意に改善すること[9]などが報告されている。

● これらの知見から，内臓脂肪を減少させ，インスリン抵抗性を軽減することは，尿酸排泄の改善，尿酸産生過剰の改善の両面から有用と考えられる。

高尿酸血症の治療指針

● 生活習慣改善，特に食生活の指導が重要であるが，痛風関節炎を繰り返す例や，すでに痛風結節を認める例では，生活習慣の是正のみによる体内の尿酸蓄積の改善は困難であるため，血清尿酸値＜6.0mg/dLを目標に薬物治療を開始する。無症候性高尿酸血症では血清尿酸値≧8.0mg/dLで合併症がある場合，血清尿酸値≧9.0mg/dLでは合併症の有無にかかわらず，薬物治療を開始するよう推奨されている（図1）。

病歴聴取のポイント

● 病歴聴取の際，家族歴，成人後の体重増加，食事の嗜好，飲酒量，運動習慣の有無などの確認が重要である。また，血清尿酸値に影響を与える薬剤の内服の有無も確認する必要がある。

生活習慣改善指導のポイント

● 高尿酸血症・痛風例への生活習慣改善指導は，食事療法，飲酒制限，運動の推奨が中心となる。食事では適正なエネルギー摂取，プリン体（食品のプリン体含有量，表1）・果糖の摂取制限，十分な飲水が推奨される。超低カロリー食による食事療法中に一時的に血清尿酸値が上昇することがある[10]。減量のペースは，「肥満症診療ガイドライ

表1　食品のプリン体含有量（100gあたり）

極めて多い (300mg-)	鶏レバー, 干物(マイワシ), 白子(イサキ, ふぐ, たら), あんこう(肝酒蒸し), 太刀魚, 健康食品(DNA/RNA), ビール酵母, クロレラ, スピルリナ, ローヤルゼリー)など
多い (200-300mg)	豚レバー, 牛レバー, カツオ, マイワシ, 大正エビ, オキアミ, 干物(マアジ, サンマ)など
中程度 (100-200mg)	肉(豚・牛・鶏)類の多くの部位や魚類など ほうれんそう(芽), ブロッコリースプラウト
少ない (50-100mg)	肉類の一部(豚・牛・羊), 魚類の一部, 加工肉類など ほうれんそう(葉), カリフラワー
極めて少ない (-50mg)	野菜類全般, 米などの穀類, 卵(鶏・うずら), 乳製品, 豆類, きのこ類, 豆腐, 加 工食品など

(日本痛風・核酸代謝学会ガイドライン改訂委員会編著. 高尿酸血症・痛風の治療ガイドライン第3版. 診断と治療社.
　2018. p142)

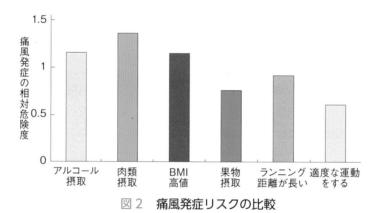

図2　痛風発症リスクの比較

(日本痛風・核酸代謝学会ガイドライン改訂委員会編著. 高尿酸血症・痛風の治療ガイドライン第2版. メディカルレビュー
　社. 2010. p41)

ン2022」では, まず現在の体重の3%減を目標とするよう推奨されている。

●食事などの生活習慣に関連して痛風発症リスクが高いのは, アルコール摂取量の多い
　群, 肉類・砂糖入りソフトドリンク・果糖の摂取量が多い群, BMIの高い群である
　(図2)。アルコール摂取量は痛風発症リスクを用量依存的に上昇させるため, 飲酒量
　はビールなら500mL, 日本酒なら1合, ウイスキーなら60mLを1日の上限とするよ
　う指導する。

●尿路結石発症の予防には, 2,000-2,500ｍL/日の水分摂取が推奨される。また, 尿
　中尿酸の溶解度はpHが上昇するほど高くなるため, 尿路結石予防には尿アルカリ化
　が重要である。しかし過度のアルカリ化(pH≧7.5)はリン酸カルシウムや尿酸ナト
　リウムの析出を促進するため, 尿pH 6.0-7.0を目標とする。尿アルカリ化のために
　摂取が推奨される食品は, 海草, きのこ類などである。

●運動についてはランニング距離が長い群, 適度な運動を日常的に行う群は痛風になり
　にくいと報告されている[11]。強い負荷の運動や無酸素運動は血清尿酸値の上昇を促
　すため, 高尿酸血症例には有酸素運動を推奨する。また, 脱水によって尿路結石の発
　症リスクを上昇させないよう, 十分に飲水しながら運動するよう指導する。

Q&A

Q1 適度な運動が推奨されていますが，どのような運動が勧められますか。

　　　運動には有酸素運動と言って，ウォーキングやジョギングのような，呼吸をしながら行う運動と，無酸素運動と言って，100m走やウエイトリフティングのように息を止めて行う運動があります。運動ではアデノシン3リン酸 (ATP) がエネルギーとして使われ，アデノシン2リン酸 (ADP) に変わります。酸素が供給されていればADPはATPに戻りますが，酸素の供給が不十分だとADPはそのまま分解され，ピポキサンチン，キサンチンを経て，尿酸になります。そのため無酸素運動を繰り返すと尿酸の産生が増加して，血清尿酸値が上昇すると言われています。一方，有酸素運動ではそのようなADPがATPに戻るため，尿酸産生の増加はなく，かつ運動によって体脂肪が減少する傾向にあります。したがって，肥満を伴う高尿酸血症の人には，ウォーキングやジョギングのような有酸素運動がお勧めです。

Q2 尿路結石の発症予防によいと言われる水分摂取について，具体的に教えてください。

　　　2,000-2,500mL/日の水分摂取が推奨されていますが，これはあくまで腎機能や心機能の正常な方の目安です。腎機能障害や心不全のある方はその機能に応じて，摂取推奨量が決まります。摂取する水分として，糖やアルコールを含む飲料は高尿酸血症や肥満の方には不適切です。尿アルカリ化などを考慮すると，お茶やスポーツドリンクなどが適切と考えます。

文　献

1）肥満研究 1998；4：79-85
2）JAMA 1991；266：3008-11
3）Am J Physiol 1995；268：E1-5
4）Biochem Biophys Res Commun 1987；146：920-5
5）Metabolism 1989；38：698-701
6）Intern Med 2007；46：1353-8
7）Int J Epidemiol 1999；28：888-93
8）Int J Obes 1986；10：255-64
9）Ind Health 2000；38：233-8
10）Am J Clin Nutr 1992；56：275S-276S
11）Am J Clin Nutr 2008；87：1480-7

5 冠動脈疾患

▶動脈硬化性疾患は全身の慢性炎症性疾患である。炎症細胞である単球が血管内皮下に侵入してマクロファージに分化し，脂質を取り込んで泡沫化する。同時に平滑筋細胞の遊走と細胞外マトリックスの増加によって動脈硬化プラークが形成される。

▶冠動脈内のプラークが脆弱化し破綻すると不安定狭心症，急性心筋梗塞などのACS（急性冠症候群）が発症する。動脈硬化性疾患の発症・進展には肥満，特に内臓脂肪蓄積の影響が大きい。

▶冠動脈疾患の発症予防には肥満の是正，生活習慣の改善が重要。薬物療法に先立って，禁煙，食生活の改善，適正体重の維持，身体活動の増加，心理社会的側面のケアを考慮する。

▶肥満は冠動脈疾患の危険因子であるが，減量による冠動脈疾患発症・死亡の抑制に関してはまだエビデンスはない。

▶一方，加齢とともに身体的，精神心理的，社会的な脆弱性など多面的な問題を抱え，自立障害や死亡を含む健康障害を招きやすい高リスク状態を意味するフレイルという概念が注目され，その予防策として内臓脂肪蓄積と低体重に注意すべきである。

▶内臓脂肪蓄積に基づくメタボリックシンドロームと心血管死の関連は分子機序の解明も進み，肥満の是正，適正体重の維持が冠動脈疾患予防に寄与する可能性がきわめて高い。

keyword

炎症，プラーク，ACS（急性冠症候群），内臓脂肪，フレイル

冠動脈疾患とは

● 冠動脈疾患には狭心症，不安定狭心症，心筋梗塞，無痛性心筋虚血，虚血性心不全，心臓突然死などが含まれ，心臓の栄養血管である3本の冠状動脈（左前下行枝，左回旋枝，右冠動脈）に粥状動脈硬化巣（プラーク）が形成されて起こる（図1）。

● 狭心症は冠動脈プラークで血管内腔が狭窄し，栄養を受ける心筋の相対的な酸素不足で発症し，心筋梗塞は血流が遮断され，心筋壊死に陥って発症する。

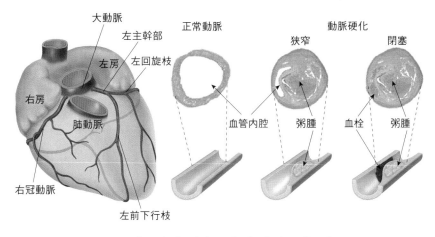

図1　正常冠動脈の走行と動脈硬化症の成り立ち

● プラークが不安定化して破綻し，血栓形成から冠動脈が閉塞する不安定狭心症，急性心筋梗塞，心臓突然死などはACSと呼ばれ，緊急治療を要する（図2）。

● 粥状動脈硬化のプラークは喫煙，脂質異常症，高血圧，糖尿病などの危険因子による血管内皮の機能障害とそれに続く動脈壁，特に内膜への脂質の蓄積，炎症細胞の浸潤によって発生する。このプラークで動脈が狭窄・閉塞し，脳梗塞，頸動脈硬化症，狭心症，心筋梗塞，閉塞性動脈硬化症などの原因となる。

● 動脈硬化の発症には肥満，糖・脂質代謝異常による過剰な脂肪成分の血管への蓄積に加え，単球やマクロファージ，リンパ球などの炎症細胞が関与する。単球が血管表面にある内皮の下に侵入し，マクロファージと呼ばれる炎症細胞に分化する。マクロファージは酸化LDLに代表される変性リポ蛋白を取り込み，血管に脂質を蓄積する。マクロファージはまた種々の炎症性サイトカインを分泌し，酸化ストレス増大を介して平滑筋の増殖，コラーゲン線維などの細胞外マトリックスの増加などに関与し，プラークを増大させる。最終的には不安定プラーク形成，破綻を招いてACSの原因となる（図2）。

● 内臓脂肪から分泌されるアディポサイトカインが，動脈硬化形成やプラークの不安定化，易血栓形成に関与する可能性がある。肥満，内蔵脂肪蓄積は脂質異常，血圧高値，高血糖に加え，全身の炎症を惹起して動脈硬化症形成に関与するため，肥満対策としての脂質，血圧，血糖などの是正には，間接的な動脈硬化抑制効果と，炎症抑制による直接的な抗動脈硬化作用が期待される。

一次予防のための危険因子の管理

1．生活習慣の改善

　冠動脈疾患の一次予防，二次予防ともに生活習慣の改善がきわめて重要で，薬物治療に先立って行うべきである。生活習慣の改善には，禁煙，食生活の改善，適正体重の維持，身体活動の増加，心理社会的側面のケアなどがある。

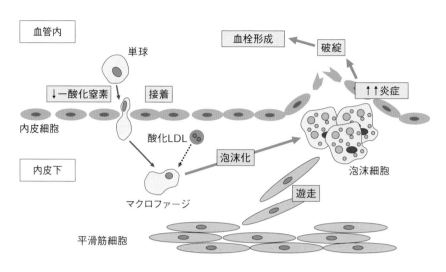

図2　動脈硬化プラーク形成の機序

1）禁　煙

- NIPPON DATA80では1日の喫煙量が多いほど心疾患死亡率が高く，男性喫煙者の心疾患死亡率の相対危険度は，1日20本以内4.2倍，20本を越えると7.4倍と推定される[1]。
- 喫煙の影響には，脂質代謝ではHDL-Cの低下や酸化LDLの増加など，血管内皮機能の低下，血症板凝集能の亢進，単球の血管内皮細胞への接着亢進などがある。
- 禁煙による虚血性心疾患罹患率の低下は禁煙後，比較的早期に現れる。Framingham studyでは禁煙後1年で冠動脈疾患罹患率が大幅に低下した[2]。
- 36-61歳，非喫煙女性の10年間の追跡調査では，タバコに全く暴露されない者と比べた冠動脈疾患の相対リスクは，時々暴露された者1.58，常に暴露された者1.91であった[3]。

2）食生活の改善

- 食生活の欧米化に伴って，冠危険因子である脂質異常症，糖尿病，肥満は増加傾向にある。そこで，食生活の改善は生活習慣改善の柱として，摂取エネルギーの適正化による適正体重の維持，適正なバランスでの栄養素の摂取が推奨される。
- 適正体重を維持するエネルギー摂取量は，基礎代謝と身体活動レベルから決定する。
- 日本を含む前向きコホート研究では，虚血性心疾患死亡リスクはあらゆる年齢階級で収縮期血圧／拡張期血圧（SBP/DBP）の上昇に伴って直線的に増大した[4]。食塩過剰摂取と血圧上昇の関連からも，食塩摂取量の多い日本人は塩分制限が重要で，漬け物，インスタント食品，醤油，味噌汁などの摂取量・回数を減らし，減塩目標＜食塩6g/日（WHO＜5g/日）とする。一方，食塩感受性が弱い，高齢で食欲低下，二次性高血圧など減塩の効果が期待できない例もある。

3）身体活動

- 定期的な運動で心筋酸素消費量は減少し，運動耐容能は増加して，冠動脈疾患リ

スクが低下する。毎日少なくとも30分以上の中等度-高強度の適度な運動で週2,000kcalの消費が望ましいとされてきたが，最近はわずかな身体活動を継続する意義も認められている。

- 運動の種類では，大きな筋群を使う持続的な有酸素運動が好ましい。競技的要素の強い運動よりも，ジョギングや水泳など一定の運動強度が得られ，心拍数の変動が小さい運動を30分以上，週3回以上行う。運動強度は最大酸素摂取量の約50％を目安に，日常生活でこの目標を達成するための心拍数や，主観的な運動強度を参考にする。

4）精神・心理，社会的側面

- 過度に闘争的，常に時間に追われる感覚，強い競争意識などのA型行動様式は冠危険因子との報告があり，最近はうつ状態も心血管イベントリスクと言われている。機序としては，ストレスによる冠血管の収縮，交感神経刺激による心筋酸素消費量の増加，カテコールアミンによる血栓傾向の増大などが考えられている。
- 精神的ストレスを抱える患者は社会的に孤立している例も多く，患者の話をよく聞き，職場や家庭などのストレスの原因を取り除く上でストレスマネジメントも重要である。

2．薬物療法

- 生活習慣の改善で冠危険因子が低下しない場合は薬物療法を考慮する。高血圧，脂質異常症，糖尿病など個々の冠危険因子への薬剤選択は，当該学会のガイドラインを参照されたい。

肥満対策

1．欧米人

- 欧米の大規模疫学研究では，体重と心血管疾患発症の関連が報告されている。Framingham研究では，肥満が年齢，喫煙，総コレステロール（TC），SBP，耐糖能低下，心肥大などとは独立した冠危険因子であると報告されている[5]。
- American Cancer Society's Prevention Studyでは，喫煙歴がなく，心臓病，脳血管疾患，悪性腫瘍を伴わない男性62,116名，女性262,019名を12年以上観察した結果，BMIが大きいほど心血管疾患死亡率が増加した[6]。
- 16,113名の男女を15年以上追跡した調査では，BMIが虚血性心疾患の独立した危険因子であり，体重1kgの増加毎に虚血性心疾患死亡リスクは1-1.5%上昇した[7]。
- Nurse's Health Studyでは115,000名以上の看護師を14年以上追跡し，$BMI \geq 29 kg/m^2$ 群の相対危険度は $BMI < 21 kg/m^2$ 群の3.6倍であった[8]。
- 高齢者に起こりやすい "frail（弱い，脆い）" は，老年医学分野で使用されている海外発の "frailty（虚弱，老衰，脆弱）" を日本老年医学会が日本語訳として提唱した。厚生労働省研究班報告書では，加齢とともに心身の活力（運動機能や認知機能など）が低下し，複数の慢性疾患の併存などで生活機能が障害され，心身の脆弱性が出現した

状態である一方で，適切な介入・支援によって生活機能の維持向上が可能，つまり健康な状態と日常生活で支援が必要な介護状態の中間とされる。
- 心血管疾患例でも低体重，低栄養，認知機能低下が予後不良因子との報告がある[9, 10]。

2．日本人
- 日本では，肥満と冠動脈疾患の直接的な関連を示すエビデンスは少ない。久山町研究では，剖検例での冠動脈疾患の重症度はBMIの上昇とともに増悪していた[11]。
- 動脈硬化疾患の予防を目的とするメタ解析による日本の疫学研究JALS（Japanese Arteriosclerosis Longitudinal Study：日本動脈硬化縦断研究）では，男女ともBMI≧27.5で脳出血が有意に増加した[12]。
- The JACC studyでは，BMI≧27の集団ではBMI 23-24.9に対し冠動脈疾患のリスクが男女とも（相対危険度はそれぞれ2.05と1.58）高かった[13]。
- 30-79歳，約15万人のコホート研究では，BMI 26-27.9の群は20≦BMI＜24の群に対し，高血糖，高血圧，高TG血症，高コレステロール血症，低HDL-C血症を呈するオッズ比が2倍以上であった[14]。糖尿病などの生活習慣病や心血管疾患の予防には，欧米の基準（BMI≧30）よりも低いレベル（25-29.9）から適正体重を目標に体重管理を行う。
- 冠動脈疾患の長期予後調査では，低BMIが予後不良因子であることが示唆され，肥満だけでなく，低体重，体重減少にも注意すべきである[15]。

メタボリックシンドローム

1．アディポサイトカインと動脈硬化
- メタボリックシンドロームは内臓脂肪蓄積と，それに続くインスリン抵抗性を背景に冠危険因子が集積した病態で，冠動脈疾患予防の標的とされる。
- メタボリックシンドロームは年齢・性調整後も冠動脈疾患の死亡ハザード比2.02，心血管死のハザード比1.4と高値である。またメタボリックシンドロームは糖尿病例を除外しても冠動脈疾患死，心血管死の危険因子である[16]。
- メタボリックシンドロームでは内臓脂肪からアディポサイトカインと呼ばれるホルモン様の種々の生理活性物質が分泌され，動脈硬化症発症に関与している（図3）。
- メタボリックシンドロームの診断基準は国によって異なる。日本では内臓脂肪蓄積に重きを置いた診断基準となっている（1章，表1）。
- 端野・壮瞥町研究では，健診受診者を対象に日本で初めてメタボリックシンドロームの頻度を調査した。日本人の実状に合わせて内臓肥満を腹囲≧85cmとして検討した結果，薬剤未使用の40歳以上の男性808例の25.3％がメタボリックシンドロームであった。また5年間の観察では，年齢，喫煙，TCで補正したメタボリックシンドローム群の心疾患発症の相対危険度は非メタボリックシンドローム群の2.2倍であった[17]。

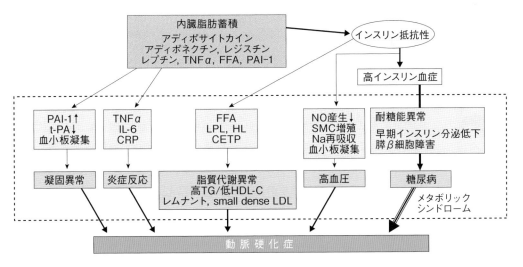

CRP：C reactive protein（C 反応性蛋白）
PAI-1：plasminogen activator inhibitor 1（プラスミノーゲン活性化抑制因子 1）
SMC：smooth muscle cells（血管平滑筋細胞）
t-PA：組織型プラスミノゲン・アクティベータ

図3　メタボリックシンドロームの病態

2．減量による効果

- 高血圧，脂質代謝異常，IGT（耐糖能異常）などの冠危険因子は減量によって改善することが知られている。一方，従来の大規模臨床試験では，体重減少による肥満例の全死亡や心血管死の減少に関する報告は少ない。減量の心血管イベント抑制効果を明らかにする長期の介入試験は，現実的にはほぼ実施不可能なためである。

- 35 歳以上かつBMI≧25 の6,391 例を追跡した調査では，意図的に減量を試みた群は，対照群よりも死亡率が有意に減少し[18]，内臓脂肪型肥満の是正による冠動脈疾患リスクの低下が示唆される。内臓脂肪蓄積に基づくメタボリックシンドロームでは，内臓脂肪を減らすことで高血圧，脂質代謝異常，IGTなどの冠危険因子を減らせば，冠動脈疾患の予防につながると期待される。

- 適正体重を維持している例でも，内臓脂肪蓄積に注意する。メタボリックシンドロームの診断基準（1章，表1）では，内臓脂肪面積≧100cm^{2}に相当するウエスト周囲長：男性≧85 cm，女性≧90 cmで内臓脂肪蓄積を疑う。

Q1 肥満が解消されたら動脈硬化病変は改善しますか。

　　　肥満に対する減量治療が直接的に動脈硬化性疾患を予防するというエビデンスは今のところありません。肥満解消は種々の動脈硬化危険因子を改善しますが，肥満解消に効果的な食事療法や運動療法をどのように実践したかによって，結果が変わってくる可能性があります。これもエビデンスを得にくい一因と考えられます。

　ACS例を対象に運動療法を行った研究では，運動療法群でBMIが改善し，身体活動の増加に伴って血管内超音波で評価したプラークが減少し，体重減少のみならず筋肉量の増加を認めました。プラークの減少が運動または体重減少によるのかなど詳細は不明ですが，動脈硬化改善のための肥満解消には，適切な運動が必須と言えます[19]。

文　献

1）日循環協誌 1997；31：231-7
2）JAMA 1988；259：1025-9
3）Circulation 1997；95：2374-9
4）Lancet 2002；360：1903-13
5）Circulation 1983；67：968-72
6）N Engl J Med 1998；338：1-7
7）Circulation 1996；93：1372-9
8）JAMA 1995；273：461-5
9）Am Coll Cardiol 2014；63：747-62
10）Am Coll Cardiol 2013；61：1964-72
11）Am J Cardiol 1985；56：62-6
12）Circ Cardiovasc Qual Outcomes 2010；3：498-505
13）Stroke 2005；36：1377-82
14）肥満研究；2006：4-17
15）J Cardiol 2018；72：208-14
16）Circulation 2004；110：1245-50
17）Hypertens Res 2005；28：203-8
18）Ann Intern Med 2003；38：383-9
19）Int Heart J 2015; 56: 597-604

6 | 脳卒中

▶ 肥満例では脳卒中再発や死亡率が高く，脳卒中後に頻度の高いいそう，筋肉減少，悪液質などによるリハビリテーションの遅延や脳卒中再発率・死亡率の上昇なども問題となる。

▶ 肥満例では，「過剰な体重を減らす」「適切な体重を維持する」など，脳梗塞・TIA（一過性脳虚血発作）既往例への介入による再発防止効果などの科学的根拠に乏しいため，肥満例への介入によるリスク低下が確実な高血圧，糖尿病，脂質異常症などの治療基盤として，無理のない動機づけや生活習慣改善指導が推奨される。

keyword

高血圧，糖尿病，脂質異常症，心房細動

病態と定義

● 脳卒中は出血性と虚血性に分類され，出血性脳卒中には脳出血とクモ膜下出血が含まれる。虚血性脳卒中には，脳梗塞としてアテローム血栓性脳梗塞，ラクナ梗塞，心原性脳塞栓症などのサブタイプが含まれる。

● 脳梗塞は虚血病変に基づく特異的な局所脳神経脱落症候が24時間以上続く状態である。TIAは虚血病変に基づく特異的な局所脳神経脱落症候が出現するが，24時間以内に回復する状態で，脳卒中には含まない。

● 脳梗塞は，頭蓋内・外動脈の狭窄・閉塞に伴う脳実質の虚血によって，代表的な症状として顔面麻痺，片麻痺，言語障害（構音障害や失語を含む）などを呈する疾患である。

● 心原性脳塞栓症の原因には心房細動，心筋梗塞（急性期・慢性期），リウマチ性弁膜症，心筋症などのほか，卵円孔開存などに伴う奇異性塞栓症も含まれる。

● アテローム血栓性脳梗塞の原因として，頭蓋内・外の主幹動脈の動脈硬化性狭窄・閉塞と，内頸動脈狭窄部からの微小血栓の末梢への塞栓症や，動脈の高度狭窄に脱水・一過性血圧低下を伴う際の血行力学的な機序によるものも含まれる。

● ラクナ梗塞は，頭蓋内主幹動脈から分岐した穿通枝動脈の動脈硬化やリポヒアリン変性によって血管が閉塞する長径 ≦ 15 mm の小梗塞である。

● 脳出血は頭蓋内血管の破綻に伴う脳実質内の出血で，その原因によって好発部位が異

なる。高血圧を原因とする脳出血は，基底核部や小脳などに好発する。脳アミロイドアンギオパチーを原因とする脳出血は皮質下に好発し，再発を繰り返すことが多い。脳出血の機序は穿通枝動脈の微小動脈瘤の破綻と考えられているほか，モヤモヤ病，脳動静脈奇形，脳腫瘍なども原因となる。

● クモ膜下出血はその約80％が頭蓋内主幹動脈の分岐部に出現した脳動脈瘤の破綻である。若年性のクモ膜下出血の原因は脳動静脈奇形の場合が多い。

危険因子と予後

● 脳卒中の危険因子として，高血圧，糖尿病・IGT，脂質異常症，心房細動，喫煙，飲酒などの生活習慣（病）があげられる。脳卒中発症リスクを低下させるには，これらの危険因子が脳卒中発症に及ぼす病態生理を十分に理解し，各危険因子の重み付けを考慮した総合的な介入が必要である。

● 97研究のプール解析では，BMIの5kg/m^{2}増大の脳卒中発症への影響は，単独で1.18（95% CI 1.14-1.22），血圧調整後は1.06（95% CI 1.033-1.09）に低下，血圧，血糖，コレステロール値の調整後は1.04（95% CI 1.01-1.08）に低下したことから[1]，BMI増大に及ぼす影響は血圧が最も大きいことが示された。

● The Asia Pacific Cohort Studies Collaborationによる BMIと脳卒中発症リスクに関するメタ解析では，試験と性で層別化し，年齢と喫煙歴で調節後，収縮期血圧の各4分位でBMIの増加に伴って虚血性脳卒中の発症リスクは増大したが，出血性脳卒中ではBMIと発症リスクの間に有意な関連を認めなかった[2]。

● 脳卒中発症時のBMIと脳卒中後の死亡率の関係については，いくつかの試験が行われ[3-7]，過体重や肥満例で，逆に低体重で死亡率が高いとの両方の報告がある。また低栄養で転帰が悪化する[8]，さらに脳卒中後の減量で死亡率が増大する[9]などの報告もある。しかし，これらは脳卒中発症後に自然に体重が減少した結果を含むと考えられ，過体重または肥満の脳卒中例に減量を図った場合の脳卒中後の死亡率への影響に関しては検討されていない。

● BMIと脳卒中発症後3ヵ月間のリハビリテーション効果に負の相関が報告され[10]，BMI高値例でリハビリテーションの効果が低いことが示唆される。

合併症

1. 高血圧

虚血性脳卒中と出血性脳卒中のいずれの病型でも，高血圧はBMIの各層で発症リスクを増大させる[2]。減量による降圧効果は確立し，大規模臨床試験のメタ解析では平均5.1kgの減量で収縮期血圧（SBP）4.44mmHg（95% CI −2.95 −−5.93）と有意な降圧が示されている[11]。最近のメタ解析でも，4kgの減量でSBP4.5mmHgの降圧が確認された[12]。脳卒中の予防には降圧薬の内服による降圧が有効であることから，上記のように減量による降圧で発症リスクの低下が期待できる。しかし現時点では，減量による降

圧で脳卒中発症抑制効果を検討する試験はなされていない。「高血圧治療ガイドライン2019」では，高血圧への降圧療法が推奨され，降圧目標＜130／80mmHg，75歳以上の高齢者，脳血管障害患者（両側頸動脈狭窄や脳主幹動脈閉塞あり，または未評価），慢性腎臓病患者（蛋白尿陰性）＜140／90mmHgとされている[13]。

2．糖尿病

糖尿病の発症予防に関しては，体重への介入試験Diabetes Prevention Program[13]では，25-84歳の1,079例（平均50.6歳，BMI 33.9）で5kgの減量の結果，糖尿病発症率が58％低下した。2型糖尿病の過体重例では，インスリンやスルホニル尿素（SU）薬よりもメトホルミンの使用で全死亡や脳卒中発症リスクの低下が示されている[14]。しかし現時点では，減量による糖尿病抑制・治療に伴う脳卒中発症抑制効果を検討する試験は行われていない。

「脳卒中治療ガイドライン2015（追補2019）」[15]では糖尿病・IGT例への血糖管理に加え，2型糖尿病例では血圧の厳格な管理やHMG-CoA還元酵素阻害薬（スタチン）投与による脂質管理が推奨される（I 脳卒中一般 3 発症予防 -1 危険因子の管理（2）糖尿病．p27-8）。

3．脂質異常症

血清脂質分画への減量の効果を検討した試験のメタ解析では，1kgの減量で，HDL-Cは0.009mmol/L（0.35mg/dL）増加し，LDL-Cは0.007mmol/L（0.27mg/dL）低下している[16]。しかし現時点では，減量による脂質分画改善に伴う脳卒中発症抑制効果を検討する試験は行われていない。

「脳卒中治療ガイドライン2015」[17]では，脂質異常症にはLDL-Cを標的とするスタチンの投与が推奨されている（I 脳卒中一般 3 発症予防 -1 危険因子の管理（3）脂質異常症．p29-31）。

4．心房細動

肥満と心房細動の関係についてのメタ解析では，肥満例では心房細動発症のリスクが49％増大した[18]。しかし現時点では減量による心房細動発症抑制や心房細動に伴う脳卒中発症抑制に関する有効性は検討されていない。

「脳卒中治療ガイドライン2015（追補2017）」[19]では，心房細動例に対し，脳卒中またはTIAの既往があるか，うっ血性心不全，高血圧，75歳以上，糖尿病のいずれかの危険因子を2つ以上合併する非弁膜症性心房細動（NVAF）例には，直接作用型経口抗凝固薬（DOAC）またはワルファリンが強く推奨され，危険因子が1つのNVAF例にもDOACが推奨されている（I 脳卒中一般 3 発症予防 -1 危険因子の管理（4）心房細動．p32-5）。

5．肥満症対策の意義

「脳卒中治療ガイドライン2015」[17]ではメタボリックシンドロームは脳梗塞の危険因

子であり，適切な体重への減量と，運動・食事による生活習慣の改善が基本とされる。一方，肥満例で「過剰な体重を減らす」「適切な体重を維持する」など，脳梗塞・TIA既往例への介入試験はなく，再発防止効果などの科学的根拠に乏しい。そこで，リスク低下が確実な高血圧，糖尿病，脂質異常症などの治療基盤として，無理のない動機づけや生活習慣改善指導が推奨される（I 脳卒中一般 3 発症予防 -2 ハイリスク群の管理（2）メタボリックシンドローム. p42-3）。

　2型糖尿病例への生活習慣介入で，対照群に比べて体重は2.5％低下したが，脳心血管病はHR（ハザード比）0.95（95% CI 0.83-1.09），脳卒中はHR 1.05（95% CI 0.77-1.42）とイベントの減少は認めていない[20]。一方，メタ解析では肥満手術としての胃縮小術で，脳卒中発症リスクは51％低下している（OR 0.49, 95% CI 0.32-0.75）[21]。ただし，高血圧，糖尿病，脂質異常症の確実な治療基盤として無理のない動機付けや生活習慣の指導で肥満に介入し，リスク低減が期待できる例に推奨される。

病歴聴取から検査まで

1．病歴聴取

1）発症後の経過時間

　脳梗塞の超急性期は，発症後の経過時間で適応が規定される治療がある。その典型例は急性期rt-PA（遺伝子組み換え組織型プラスミノゲン・アクティベータ）のアルテプラーゼ静注血栓溶解療法で，その適応は発症後4.5時間以内と規定され，その遵守が治療成績に大きく影響する。近年，血管内治療として血栓回収療法の有効性が発症後6時間以内で示されている。したがって，発症時刻の確認は重要であるが，睡眠中の発症や独居老人などでは時刻の確認は困難なため，最終健常確認時刻を発症時刻とみなす。そこで，発見時刻が発症時刻でないことに留意した上で現病歴を聴取する。

2）神経学的症状

　脳梗塞の神経学的症状は，突発完成するものから，緩徐に進行するものまで多彩である。したがって，どのような神経学的症状がいつから出現し，現在までの症状の増強・減弱に関して聴取する。脳梗塞発症前に先行する可能性のあるTIAも把握する必要がある。

3）合併症

　脳梗塞発症の危険因子である高血圧，糖尿病，脂質異常症，不整脈（心房細動），心疾患（心筋梗塞，リウマチ性弁膜症，心筋症，弁置換術後）などは超急性期からの全身管理にも影響を及ぼすため，正確に把握すべきである。

2．身体所見

1）脳梗塞の診断

　神経学的診察に基づく身体所見の検出が必須である。脳梗塞は片麻痺，感覚障害，運動失調，顔面麻痺，眼球運動障害，視野障害，嚥下障害，失語，構音障害な

ど多彩な症状を示す。脳卒中の早期検出のための"Act FAST"というキャンペーンでは，脳卒中の主症状である顔面麻痺（face），片麻痺（arm），構音障害や失語を含む（speech）のうち1つでも認めれば脳卒中の可能性が72％とされ，CPSS（Cincinnati prehospital stroke scale：シンシナティ病院前脳卒中スケール）などが脳卒中病院前救護に活用されている。

2）脳梗塞の重症度

NIHSS（National Institutes of Health Stroke Scale）の点数（スコア）で評価する。これは神経学的診察の簡易版とも考えられ，医療従事者のスコアも専門医の評価と強く相関するため，非専門医も是非習得されたい。NIHSSは各地で行われる日本救急医学会・日本神経救急学会のISLS（Immediate Stroke Life Support：神経救急蘇生）コースでも実地練習ができ，詳細はASA（American Stroke Association：米国脳卒中協会）のWEBサイトで学習できる。

3．必要な検査

1）CT（コンピュータ断層撮影）

脳梗塞急性期の来院時，脳出血との鑑別目的で行う。脳梗塞超急性期に明らかな低吸収域として病巣が検出される例は少なく，その検出に12時間以上かかる場合も多い。また，脳梗塞の超急性期に認めるCT上の微細な変化（early CT sign：早期虚血性変化）として皮髄境界消失，レンズ核の不明瞭化，脳溝の消失などがある。その診断には熟練の技術が必要で，参考WEBサイト「初期虚血変化読影トレーニング」で訓練できる。

2）MRI（磁気共鳴画像）

脳梗塞超急性期はT1・T2強調画像では検出困難であるが，拡散強調画像では病巣を早期から高信号域として確認できる。MRA（磁気共鳴血管造影）では頭蓋内の狭窄・閉塞血管を把握でき，治療方針決定にも必要である。

3）頸動脈エコー

頸部血管の状態の把握が簡便かつ非侵襲であることから必須の検査である。頭蓋外血管，特に頸動脈分岐部の動脈硬化病変や内頸動脈・椎骨動脈などの動脈解離は脳梗塞の原因となりうる。

4）心電図

心原性脳塞栓症の原因となる心筋梗塞・心筋症などの検出に必要な検査である。また冠動脈疾患を伴う可能性のあるアテローム血栓性脳梗塞やラクナ梗塞など動脈硬化性脳梗塞の評価にも必須である。

5）心エコー

心原性脳塞栓症の原因となる心疾患を検出する。心腔内に血栓が検出される例もあるが，心原性脳塞栓症の原因心疾患の同定に血栓の検出は必須ではない。また心腔内のモヤモヤエコーが高度な例では，塞栓症のリスクが高い。

これらの検査結果に基づいて脳梗塞の病型分類を行い，各病型に応じた急性期治療と再発予防治療を行う。

Q1 肥満症対策で改善すると言われている生活習慣病の中で，脳卒中リスクの低減に最も寄与するのは何ですか。

　　　従来の検討では，脳血管障害の最大の危険因子は高血圧であることがわかっています。肥満症対策によって，生活習慣病の多くに効果が期待されますが，降圧しうることが脳血管障害の予防に最も効果的と考えられます。

　　ただし，単純に減量すればよいという訳ではありません。特に高齢者ではフレイルの予防を念頭に，適度な運動によって筋肉量を維持する必要があります。これは近年，フレイルを伴う脳卒中患者は死亡率が高いとの報告から，減量に伴う筋肉量の低下が問題になっているからです。

　　生活習慣改善指導の基本である適度な運動と栄養管理の重要性を改めて認識していただきたいと思います。

文　献

1）Lancet 2014；383：970-83
2）Stroke 2012；43: 1478-83
3）Neuroepidemiology 2008；30：93-100
4）Stroke 2009；40：2704-8
5）Stroke 2011；42: 30-6
6）Stroke 2009；40：3428-35
7）J Stroke Cerebrovasc Dis 2017；26：1369-74
8）Nutrition 2018 Nov;55-56:1-6. doi: 10.1016/j.nut.2018.02.025. Epub 2018 Mar 28
9）Stroke 2008；39：918-23
10）Am J Phys Med Rehabil 2007；86：650-5
11）Hypertension 2003；42：878-84
12）Cochrane Database Syst Rev 2016 Mar 2;3:CD008274
13）第3章 高血圧の管理および治療の基本方針 6 降圧目標. 高血圧治療ガイドライン 2019. ライフサイエンス出版. 2019. p52-3
14）Am J Geriatr Pharmacother 2009；7：324-42
15）https://www.jsts.gr.jp/img/guideline2015_tuiho2019_10.pdf
16）Am J Clin Nutr 1992；56：320-8
17）日本脳卒中学会 脳卒中ガイドライン委員会編. 脳卒中治療ガイドライン 2015. 協和企画. 2015
18）Am Heart J 2008；155：310-5
19）https://www.jsts.gr.jp/img/guideline2015_tuiho2017.pdf
20）N Engl J Med 2013；369：145-54
21）Int J Cardiol 2014；173: 20-8

生活習慣病と
肥満症生活習慣改善指導士

肥満症総論

肥満症と動脈硬化

4章
肥満症各論

肥満症・
メタボリックシンドローム対策

4章 肥満症各論

7 非アルコール性脂肪性肝疾患（NAFLD）

▶日本では肥満が増加し，それに伴って脂肪肝，すなわち非アルコール性脂肪性肝疾患（NAFLD：nonalcoholic fatty liver disease）が増加している。肥満のある40歳以上の男性では約50％，女性では約25％がNAFLD患者とされている。

▶NAFLDは非進行性の非アルコール性脂肪肝（NAFL：nonalcoholic fatty liver）と，10-20％を占める非アルコール性脂肪肝炎（NASH：nonalcoholic steatohepatitis）に分類され，NASHの一部は肝硬変，肝細胞癌へ進展する。

▶NASH発症の病因・病態は，1st hitとしてNAFLが起こり，2nd hitとしてNASHへ進展するツーヒットセオリーで説明されていたが，必ずしも全例がNAFLを経由しないことから "multiple parallel hits hypothesis"，つまり肝の脂肪化，炎症・線維化の進展に関与する種々の要因でNASHに至るという概念が提唱され，現在は両概念が共存している。

▶アディポサイトカインの1つであるアディポネクチンが不足すると，肝の脂肪化だけでなく炎症や線維化を惹起し，NASHの発症に関与することが示唆される。

---

keyword

非アルコール性脂肪性肝疾患（NAFLD），非アルコール性脂肪肝（NAFL），非アルコール性脂肪肝炎（NASH），血中フェリチン値，肝線維化マーカー

NAFLDの定義と診断基準

● 肝細胞にTG（中性脂肪）が沈着して肝障害を起こす疾患は，脂肪性肝疾患（fatty liver disease）と総称される。脂肪滴を伴う肝細胞を30％以上認める例は，超音波などの画像診断でも脂肪沈着（steatosis）が強く疑われ，いわゆる脂肪肝と呼ばれる（図1）。

● 脂肪性肝疾患は飲酒，肥満，糖尿病，薬物などによって発症する（図1）。飲酒が原因の脂肪肝であるアルコール性脂肪肝は，より大量の飲酒による炎症や肝線維化からアルコール脂肪性肝炎を発症し，黄疸を伴う重篤な肝障害に至る。一方，近年は肥満，メタボリックシンドローム，糖尿病などによる非アルコール性の脂肪性肝疾患，つまり飲酒歴のない例でNAFLDが増加している。

● NAFLDは組織学的には，肝細胞の脂肪沈着のみを認めるNAFLと，脂肪沈着に壊死・炎症や線維化を伴う非アルコール性脂肪肝炎（NASH）に分類される。飲酒歴がない，

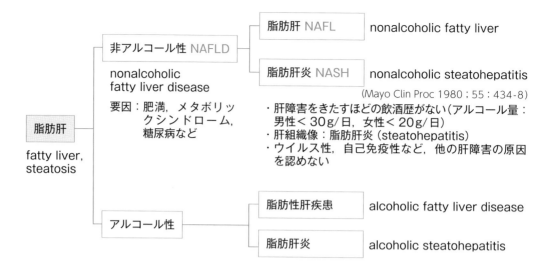

図1　脂肪肝の原因と分類，NASHの定義

または飲酒量（エタノール換算）が男性＜30g/日，女性＜20g/日（エタノール量20g相当：ビール中瓶1本，日本酒1合，ウイスキーダブル1杯，ワイングラス2杯），かつ自己免疫性肝疾患とウイルス性肝炎が除外できる例で，脂肪肝炎を伴う場合はNASHと診断する（図1）。NASHの確定診断には肝生検による組織診断が必須である。
- 肥満に伴って肝細胞にTGが沈着して肝障害を起こす疾患はNAFLDとし，組織学的な壊死・炎症や線維化の有無でNAFLとNASHに分類される。

他の肝疾患との鑑別

- NAFLDは一般に，血中ALTとγ-GTPの上昇，腹部超音波検査による肝脂肪沈着，問診による飲酒歴の除外によって診断される。高血圧，耐糖能異常，脂質異常症を伴う例が多い。鑑別すべき肝疾患にはアルコール性肝障害，ウイルス性肝炎，自己免疫性肝炎などがある。
- 5年以上，日本酒換算で3合/日以上の飲酒は常習飲酒者とされ，他の肝疾患が否定できればアルコール性肝障害と診断される。禁酒によって肝機能が著明に改善すれば，診断の参考になる。
- ウイルス性肝炎，特にB型肝炎，C型肝炎との鑑別が必要である。一般に，B型肝炎はHBs抗原陽性かHBV DNAの検出，C型肝炎はHCV抗体陽性かHCV RNAの検出によって診断できる。なおC型肝炎には軽度の肝脂肪沈着を伴う例が比較的多い。
- 自己免疫性肝炎は，日本では中年女性に多く，抗核抗体陽性，高γグロブリン血症などが参考になる。
- NAFLD例に，肝への鉄沈着が疑われる血中フェリチン値の上昇や線維化マーカーの上昇，血小板の減少などが加わるとNASHの可能性がある。そのような例は確定診断のために肝生検を行う。注意すべき点として，NAFLDはウイルス性肝炎に比べて，

肝線維化が強い割に血小板減少が軽度で，血小板数＜19万/μLは肝線維化進展例（stage 3以上）との報告がある[1]。

肥満とNAFLD

● NAFLDの発症は肥満の頻度と相関する。これは世界的な傾向で，各国の平均BMIと脂肪肝の有病率は正の相関を示す[2]。

● メタ解析による全世界のNAFLDの推定有病率は2000-2005年で約20%，2011-2015年で約27%と増加している[3]。健診受診者を対象とした日本の調査によるNAFLD有病率は，2001年は18%[4]，2009-2010年は約30%と増加している[5]。

● NAFLD/NASHは肥満者に多いが，非肥満例も存在する。非肥満NAFLD/NASHは特にアジアで報告が多く，NAFLD例の8-25%を占めるとされている[6]。非肥満NAFLD/NASHの成因には，環境因子に加え，遺伝的素因があると言われている[7]。近年，網羅的遺伝子関連解析（genome wide association study：GWAS）の技術が急速に進歩し，NAFLD/NASHを対象とする研究でも，多数の疾患感受性遺伝子が報告されている[8]。

● 日常診療でもBMI正常かやせ型のNAFLD例は多い。スリムな体型の若年男性なども結婚など環境の変化で食事内容が変わり，肝機能異常を指摘され，脂肪肝と診断される例では，BMIは正常域，体重は数kg増加し，内臓脂肪蓄積がNAFLDの発症につながっているため，20歳頃の体重を問診で聴取することが重要である。

内臓脂肪蓄積とNAFLD

● NAFLDの肝への脂肪蓄積の程度は内臓脂肪と正相関することが知られている。

● NAFLD 139例で，腹部超音波検査で肝への脂肪蓄積の程度を3段階に分け，肝の脂肪蓄積と内臓脂肪面積の関連を検討した報告では，脂肪蓄積が軽度では内臓脂肪面積は $92.0 \pm 30.9 \mathrm{cm}^2$，中等度では $122.1 \pm 32.6 \mathrm{cm}^2$，高度では $161.0 \pm 48.4 \mathrm{cm}^2$ と，有意な正相関を示し，BMI＜25の例のみの検討でも同様に正相関を示した[9]。

● NAFLDの肝への肝脂肪蓄積の程度はBMIにかかわらず，内臓脂肪蓄積と関連する。

肝への脂肪蓄積の機序

● 内臓脂肪蓄積によって門脈血を介して遊離脂肪酸（FFA）が肝へ流入し，その結果，肝細胞でTG合成が促進され，TGが蓄積して脂肪肝が発症する。

● またメタボリックシンドロームや肥満では，アポ蛋白B（アポB）と脂質を結合させるミクロソームTG転送蛋白（microsomal triglyceride transfer protein large subunit：MTP/MTTP）活性が亢進し，VLDL（超低比重リポ蛋白）になって，血中へのTGの放出が亢進している（図2）。

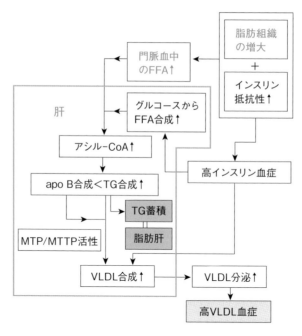

図2　メタボリックシンドロームで肝脂肪が蓄積する機序

NASHの発症機序と遺伝子変異

- NASHはNAFLDの重症型で，一部の症例では肝硬変へ進展し，肝細胞癌に至る。欧米では肝硬変の原因としてNASHの占める比率は高く，また肝細胞癌の原因としてはC型肝炎に次ぐ疾患である。

- NASH例では，CTでは内臓脂肪面積が増加し，血液検査では血中アディポネクチン値が減少している。

- NASH発症の病因・病態は，1st hitとしてNAFLが起こり，2nd hitとしてNASHへ進展するツーヒットセオリーで説明されるが，必ずしも全例がNAFLを経由しないことから"multiple parallel hits hypothesis"，つまり肝の脂肪化，炎症・線維化の進展に関与する種々の要因でNASHに至るという概念が提唱され，現在は両概念が共存している（図3）[10]。

- GWAS studyから種々のNAFLD/NASH疾患感受性遺伝子が報告され，特に*PNPLA3（patatin-like phospholipase domain-containing 3）*のI148M変異（rs738409 C/G）は複数のGWAS studyでNAFLD/NASHの疾患感受性遺伝子と報告されている[11]。I148M変異保有者は欧米人に比べて日本人では一般人口の約20％と多く，マイナーアレルホモ（G/G）のNASH例は進行が早く，肝がん発症が多いことがわかっている。

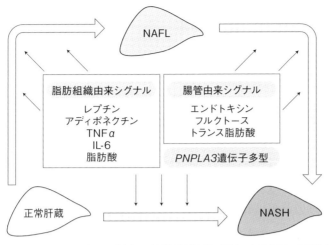

図3　NASHの炎症・線維化進展に関与する種々の要因

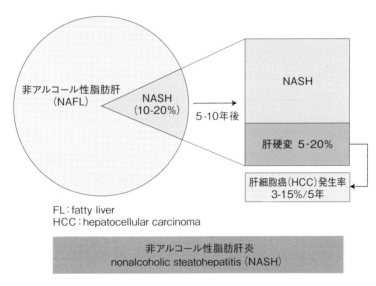

FL：fatty liver
HCC：hepatocellular carcinoma

非アルコール性脂肪肝炎
nonalcoholic steatohepatitis（NASH）

図4　NAFLDの予後

NAFLD/NASHの自然経過（図4）

● NAFLDの自然経過は明らかではなく，NAFLDの10-20％がNASHと言われている。

● NASHは5-10年の経過で5-20％が肝硬変に進展すると考えられている。

● NASH由来の肝硬変から，年2-3％が肝細胞癌を発症する。

NAFLDへの食事・運動療法と外科治療の効果

● BMI ≧ 25kg/m^2 のNAFLD例には食事療法と運動療法を行う。7％程度の体重減少でインスリン抵抗性は改善し，10％程度の体重減少では組織学的改善にもつながる[12]。

● BMI ≧ 35kg/m^2 の高度肥満例では，肥満外科治療（bariatric surgery）によるNAFLDの組織学的な改善が報告されている。

インスリン抵抗性改善による効果

- 現状は，大多数のNASH患者は減量できないか，できても維持できず，薬物療法が必要とされるが，NASH治療に推奨できる薬物療法は確立していない。現在，多数の薬剤の治験が世界中で進行している。
- 高血圧，高血糖，脂質異常症を伴う例では，各々の治療を積極的に行うよう推奨される。
- インスリン抵抗性はNAFLD/NASH発症に強く関連すると考えられ，インスリン抵抗性改善薬は薬剤選択の1つである。チアゾリジン誘導体ピオグリタゾン[13]，GLP-1（グルカゴン様ペプチド1）作動薬リラグルチド[14]は，それぞれRCT（無作為化比較試験）でNASH病態の改善に有用性が確認された。

Q&A

Q1 メタボリックシンドロームはNAFLD/NASHの病態進展に関係しますか。

　はい。強く関連します。メタボリックシンドロームに加え，脂質異常症，2型糖尿病，高血圧症などの生活習慣病もNAFLD/NASH病態進展に関与します。

　現時点ではNAFLD/NASHに特異的な治療薬はありませんが，脂質異常症，2型糖尿病，高血圧症を伴う例では各々の疾患の治療によって，NAFLD/NASHの病態が改善することがわかっています。

文 献

1) J Gastroenterol 2011；46：1300-6
2) Hepatology 2010；51：1491-3
3) Hepatology 2016；64：73-84
4) Ann Intern Med 2005；143：722-8
5) J Gastroenterol 2012；47：586-95
6) J Hepatol 2017；67：862-73
7) Nat Rev Gastroenterol Hepatol 2018；15：11-20
8) J Hepatol 2018；68：268-79
9) J Gastroenterol 2006；41：462-9
10) Hepatology 2010；52：1836-46
11) Nat Genet 2008；40：1461-5
12) Clin Liver Dis 2016；20：339-50
13) N Engl J Med 2010；362：1675-85
14) Lancet 2016；387：679-90

8 月経異常

▶ 肥満とやせはともに卵巣機能障害・月経異常の原因となる。生殖機能に望ましいBMIは21-22 kg/m^{2}である。

▶ 肥満が高度になるほど月経異常の頻度も増大する。肥満のタイプとの関連では,内臓脂肪型肥満では皮下脂肪型肥満に比べて月経異常の発症頻度が高い。肥満による月経異常の内分泌学的背景では,インスリン抵抗性の関与が大きい。

▶ 月経異常や不妊の原因として,肥満とインスリン抵抗性の関係する最も頻度の高い疾患は,多嚢胞性卵巣症候群 (polycystic ovarian syndrome : PCOS) である。

▶ PCOSを含む肥満例の月経異常の改善策として,減量は有効な治療法である。

▶ 一方,日本女性で肥満よりもむしろ大きい問題は,やせによる月経異常である。20代女性の肥満の頻度は5%程度に対し,やせの女性 (BMI < 18.5) は20%以上である。やせによる月経異常の改善には適正な体重までの増加が有効である。

▶ 生殖機能を保つには,適正な体重を維持する必要がある。

keyword

月経,月経異常,多嚢胞性卵巣症候群 (PCOS),無月経,神経性食欲不振症

月経と月経異常

　月経とは,約28日の周期で繰り返される子宮内膜からの自発的な出血で,通常3-7日で自然に止血する。月経は平均12歳で開始し(初経),平均50歳で終了する(閉経)。この期間を性成熟期と呼び,この間は妊娠・授乳期間を除いて月経が見られるのが正常である。

　月経異常には,①月経周期の異常,②月経随伴症状の異常(日常生活に影響を及ぼす月経痛,過多月経,月経前症候群)がある。

　月経周期の異常には,①無月経:3ヵ月以上月経がない状態,②39日以上の周期の希発月経,③25日未満の頻発月経がある(図1)。

　無月経の場合はもちろん無排卵であるが,他の月経周期の異常にも排卵障害を伴う例が多く,挙児を希望する例には薬物などによる排卵誘発を行う。一定期間以上月経が発来しない場合は,挙児希望がなくても月経を誘発する。

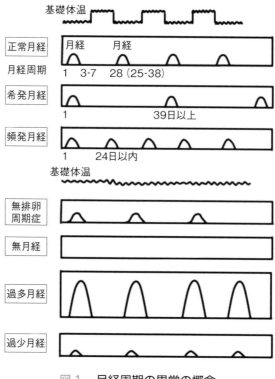

図1　月経周期の異常の概念

肥満と月経異常

　体重は多すぎても少なすぎても，月経異常，不妊，妊娠・分娩異常などの生殖機能異常の頻度が増大する[1]。海外のデータではあるが，生殖機能を保つ上で妥当なBMIは 21-22kg/m^2 と報告されている[1]。

　月経異常例に占める肥満の割合は，正常月経例での4倍に上り，無月経女性の45%が肥満とも言われている。このことも肥満と月経異常の関連を示唆する。

　内臓脂肪型肥満と皮下脂肪型肥満の比較では，内臓脂肪型肥満の方が月経異常発症の頻度が高い[2]。

　肥満，特に内臓脂肪型肥満と，次項に記すPCOSの内分泌学的背景としては，インスリン抵抗性と高アンドロゲン血症が主体である。インスリン抵抗性は高インスリン血症を招き，それによって卵巣のアンドロゲン産生細胞である莢膜細胞が増殖する。その結果，卵巣でのアンドロゲン産生が促されて高アンドロゲン血症を起こすとともに，卵巣局所でのアンドロゲン過剰が卵胞発育を障害し，排卵障害・月経異常を惹起するとされる。高インスリン血症によって肝臓での性ホルモン結合グロブリン（SHBG）の分泌も低下し，そのため活性型のfree testosteroneが増加する。両機序が相互に関連する（図2）。

多嚢胞性卵巣症候群（PCOS）

　月経異常や不妊の原因として，肥満とインスリン抵抗性の関与する，最も頻度の高い

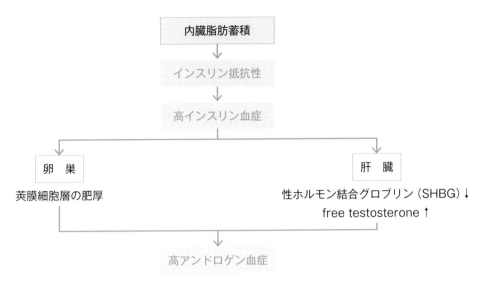

図2　肥満・PCOS例の内分泌学的背景（特徴はインスリン抵抗性と高アンドロゲン血症）
インスリン抵抗性による高インスリン血症は，卵巣での莢膜細胞の増殖からアンドロゲン産生を促進し，卵巣局所でのアンドロゲン過剰は卵胞発育を障害する。一方，高インスリン血症は肝臓でのSHBG分泌低下を招き，活性型のfree testosteroneが増加する。両機序は相互に関連する。

疾患である。PCOSは性成熟期女性の5-10％に見られ，奇発月経や無月経などの月経異常，排卵障害による不妊症の原因となる。肥満や脂質異常を伴い，メタボリックシンドロームや心血管疾患の危険因子としても重要である。その診断基準（表1），PCOS例の卵巣の経腟超音波像（図3）を示す。

　PCOSのインスリン抵抗性という内分泌学的な背景は，肥満例と共通し（図2），月経異常という症状も共通するが，PCOSは非肥満でもインスリン抵抗性を認める例が多く，肥満度が同程度なら，非PCOS例よりもPCOS例の方がインスリン抵抗性は高度で，

表1　多嚢胞性卵巣症候群（PCOS）の新診断基準
（日本産科婦人科学会 生殖・内分泌委員会．2007）

| 以下の1-3のすべてを満たす場合を多嚢胞性卵巣症候群とする

1．月経異常
2．多嚢胞卵巣
3．血中男性ホルモン高値
　　または
　　LH基礎値高値かつFSH基礎値正常

　　　FSH：卵胞刺激ホルモン
　　　LH：黄体形成ホルモン | 注1）月経異常は，無月経，希発月経，無排卵周期症のいずれかとする。
注2）多嚢胞卵巣は，超音波断層検査で両側卵巣に多数の小卵胞が見られ，少なくとも一方の卵巣で2-9cmの小卵胞が10個以上存在するものとする。
注3）内分泌検査は，排卵誘発薬や女性ホルモン薬を投与していない時期に，1cm以上の卵胞が存在しないことを確認の上で行う。また，月経または消退出血から10日目までの時期は高LHの検出率が低いことに留意する。
注4）男性ホルモン高値は，テストステロン，遊離テストステロンまたはアンドロステンジオンのいずれかを使い，各測定系の正常範囲上限を超えるものとする。
注5）LH高値の判定は，スパック-Sによる測定の場合はLH≧7mIU/mL（正常女性の平均値＋1×標準偏差）かつLH≧FSHとし，肥満例（BMI≧25）ではLH≧FSHのみでも可とする。その他の測定系による場合は，スパック-Sとの相関を考慮して判定する。
注6）Cushing症候群，副腎酵素異常，体重減少性無月経の回復期など，本症候群と類似の病態を示すものを除外する。 |

（日本産科婦人科学会雑誌 2007；59：868-75）

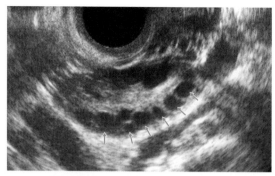

図3　PCOS例の卵巣の経腟超音波断層像
卵巣の被膜下に多数観察される卵胞（↑）は，疾患名の由来。
この像をneck-lace signとも呼ぶ。

より高度な内臓脂肪蓄積を認めるとの報告がある[3]。一方，日本人のPCOSは肥満を伴わない例が多い。

　PCOSを含め，肥満による月経異常は，減量によって多くの例で月経周期と妊孕能が回復する。減量による生殖機能回復の特徴は，理想体重までの減量でなくても，5-10%程度の減量でも良好な治療効果が得られる点である。肥満例の減量は，上記の内分泌的な異常の改善をもたらし，月経異常を含む生殖機能異常の改善にも効果的と言える。

やせによる月経異常

　やせによる月経異常を含む生殖機能の低下も問題である[1]。20-30代の女性では肥満者の割合は，20代は約5%，30代は10-14%と低いが，20代の女性のやせ（BMI＜18.5）は1995年頃から著しく増加し，以降は一貫して20%以上と高頻度で，最近は30代のやせも増加している（2章-1，図1B）。若年女性の間でやせ体型が好まれ，無理なダイエットを行う傾向にある。その背景には，マスコミを含め，やせを奨励する社会的風潮があると考えられている。

　やせの女性では月経異常の増加に加え，骨量減少なども問題となる。また4章-9にも記す通り，やせの女性では低出生体重児出産例が多く，低出生体重児では将来の生活習慣病の増加が指摘され，この点にも留意すべきである。特に病的なやせと無月経を伴う「神経性食欲不振症」は約10%が致死的な病態に至り，深刻な問題である。

治療の進め方と評価，長期にわたるケア

　平均BMI 38.7 kg/m^2 の高度肥満のPCOS例を対象に，生活習慣改善による減量治療を行った研究では，6ヵ月後に平均6.3kgの減量が達成され，月経異常の回復率は92%と報告されている[4]。これは内臓脂肪蓄積の低減による効果と考えられ，理想体重に達しない減量でも月経異常は改善し，排卵周期の回復を認め，妊娠例も見られた点は特筆すべきである。

減量に際しては，減量目標の明確な基準は設定されていないため，月経異常の回復が見込めるとされている「現体重の5%以上の減量」を目安とする。

　治療成果の目安と評価には，月経異常の正常化を確認し，排卵を確認するために基礎体温を測定させる。特にPCOS例などでは，血中ホルモン値を検査して改善の有無を確認し，治療を総合的に評価することが望ましい。

　月経異常例は将来の生活習慣病の発症頻度が高いとの報告[5]がある。特にPCOS例は将来の糖尿病や肥満の頻度が高いため，長期にわたって注意深いフォローとケアが必須である。

Q&A

 Q1 女性アスリートに多い月経の問題とその対処法を教えていただけますか。

　月経周期に伴ってコンディションの変化する例が多いと言えます。一般に卵胞期（月経終了-排卵期）はコンディションがよく，月経期と黄体期，特に後者にコンディションの低下する例が多いことがわかっています。そこで，重要な競技会などにコンディションのよい時期が来るよう，経口避妊薬などで積極的に月経周期を調整するとよいでしょう。

　一方，長距離ランナーや審美系のアスリートでは，low energy availability（利用可能なエネルギーの不足）が一因となる無月経は重大な問題です。特にエストロゲンの低下による骨量の減少とそれに関連する疲労骨折に注意が必要です。

文　献

1）Epidemiology 2002；13：668-74
2）Acta Obstet Gynecol Scand 2002；81：147-150
3）Endocr Rev 1997；18：774-800
4）Hum Reprod 1995；10：2705-12
5）JAMA 2001；286：2421-6

9 | 妊婦と肥満

> ▶肥満妊婦では，①妊娠高血圧症候群，②妊娠糖尿病，③難産・帝王切開，が増加する。一方，やせた妊婦には妊娠中の異常は増加せず，安産であるが，低出生体重児が多い。低出生体重児は将来の生活習慣病が増える。
>
> ▶肥満，やせともに妊娠・分娩に悪影響を及ぼす。したがって，生殖年齢の女性は適正な体重を維持する必要がある。
>
> ▶妊婦の肥満・やせは，妊娠前の体型：やせ，標準，肥満と，妊娠中の体重増加：過少，適正，過大，の場合に分けて評価する。

keyword

肥満妊婦，妊娠糖尿病，難産，妊娠中の体重増加，巨大児

妊娠前の体型と周産期異常

　妊娠前に肥満していた者が妊娠すると，①妊娠異常：妊娠高血圧症候群，妊娠糖尿病，子宮内胎児死亡，②分娩異常：難産（特に肩甲難産，図1），帝王切開，③新生児死亡，が増加する[1,2]。

1. 妊娠高血圧症候群 (hypertensive disorders of pregnancy：HDP)

- 名称：以前は「妊娠中毒症」と呼ばれていたが，2005年に妊娠高血圧症候群（HDP）に変更された。
- 定義：妊娠20週-分娩後12週に高血圧または高血圧に蛋白尿を伴う。
- 症候による亜分類，病型分類（表1）
- 頻度：約5%
- 病因：不明な点も多い。
- 症状：妊婦に高血圧性の障害が起こり，胎児にも発育障害などの影響がある。重症化すると肝機能障害，凝固線溶系の異常，呼吸循環障害，中枢神経系の異常が起こり，致死的な病態になることもある。重大な産科的疾患である常位胎盤早期剥離の危険因子としても留意すべきである。
- 治療：①安静，②食事療法による適正な体重管理，③降圧薬の第一選択：メチルドパ，ラベタロール，妊娠20週以降はニフェジピン（他に選択薬がなく20週未満で使

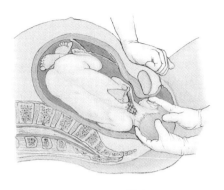

図1　肩甲難産

用する場合は十分な説明と同意の上），ヒドララジン，禁忌：ACE阻害薬，ARB，直接的レニン阻害薬，④妊娠の中絶

● 肥満の影響：日本人を対象とする調査では，妊娠前のBMI 25-30，BMI ≧ 30の妊婦は標準体重の妊婦に比べて，オッズ比がそれぞれ2.4，3.7とHDPのリスクが上昇する[3]。

2．妊娠糖尿病 (gestational diabetes mellitus：GDM)

● 定義：妊娠中に初めて発見または発症した，糖尿病に至っていない糖代謝異常。妊娠中の明らかな糖尿病と糖尿病合併妊娠は含まない（表2）[4]。

● 母体への影響：妊娠は糖尿病に悪影響を与え，耐糖能の悪化，網膜症や腎症の悪化が見られる。

● 児への影響：児の奇形，巨大児，新生児低血糖の原因となる。

● 上記の通り，GDMは妊娠・分娩・新生児に重大な影響を及ぼすため，全妊婦に妊娠初期と中期に血糖のスクリーニング検査が必須である。また，GDMと診断された妊婦は分娩後，いったん耐糖能が正常化しても，約10年後に50％以上という高い確率で糖尿病を発症するため，分娩後も注意深いフォローが必要である。

● 肥満の影響：日本人を対象とする調査では，妊娠前のBMI 25-30，BMI ≧ 30の妊婦は標準体重の妊婦に比べて，オッズ比がそれぞれ2.9，6.6とGDMのリスクが上昇する[3]。出生時体重 ≧ 4,000 gの巨大児と難産が増え，分娩時の帝王切開施行率が高くなる。

3．難　産

● 肥満妊婦の難産では，児の上腕神経麻痺の原因となる「巨大児の肩甲難産」に特に注意する。日本のデータでは，妊娠前のBMI 25-30，BMI ≧ 30の妊婦は標準体重の妊婦に比べて，オッズ比がそれぞれ2.6，4.6と巨大児のリスクが上昇する[3]。

● 日本人を対象とする調査では，妊娠前のBMI 25-30，BMI ≧ 30の妊婦は標準体重の妊婦に比べて，オッズ比がそれぞれ1.5，2.0と帝王切開のリスクが上昇する[3]。

● 肥満妊婦は帝王切開施行後に肺塞栓を併発しやすく，重要な妊産婦死亡原因の1つとなっている。死亡例のBMIは平均30.9 ± 3.9で，BMI ≧ 28の例が80％を占める。その他，深部静脈血栓症の予防も必要である。

生活習慣病と
肥満症生活習慣改善指導士

肥満症総論

肥満症と動脈硬化

4章
肥満症各論

肥満症・メタボリックシンドローム対策

表1　妊娠高血圧症候群 (HDP) の症候による亜分類と病型分類

●**症候による亜分類**

重症について：次のいずれかに該当するものを重症と規定する。なお，軽症という用語は高リスクでないHDPと誤解されるため，原則用いない。

1. 妊娠高血圧腎症・妊娠高血圧・加重型妊娠高血圧腎症・高血圧合併妊娠において，血圧が次のいずれかに該当する場合
   SBP ≧ 160 mmHg　DBP ≧ 110 mmHg
2. 妊娠高血圧腎症・加重型妊娠高血圧腎症において，母体の臓器障害または子宮胎盤機能不全を認める場合
   ※蛋白尿の多寡による重症分類は行わない。

●**病型分類**

1. **妊娠高血圧腎症**
   1) 妊娠 20 週以降に初めて高血圧を発症し，かつ蛋白尿を伴うもので，分娩後 12 週までに正常に復する場合
   2) 妊娠 20 週以降に初めて発症した高血圧で，蛋白尿を認めなくても以下のいずれかを認める場合で，分娩後 12 週までに正常に復する場合
      ① 基礎疾患のない肝機能障害 (肝酵素上昇 [ALT もしくは AST > 40 IU/L]，治療に反応せず他の診断がつかない重度の持続する右季肋部もしくは心窩部痛)
      ② 進行性の腎障害 (血清クレアチニン > 1.0 mg/dL，他の腎疾患は否定)
      ③ 脳卒中，神経障害 (間代性痙攣，子癇，視野障害，一次性頭痛を除く頭痛など)
      ④ 血液凝固障害 (HDP に伴う血小板減少 [< 15 万 / μL]，血管内凝固症候群，溶血)
   3) 妊娠 20 週以降に初めて発症した高血圧で，蛋白尿を認めなくても子宮胎盤機能不全 (胎児発育不全 [FGR]，臍帯動脈血流波形異常，死産) を伴う場合

2. **妊娠高血圧**
   妊娠 20 週以降に初めて高血圧を発症し，分娩後 12 週までに正常に復する場合で，かつ妊娠高血圧腎症の定義に当てはまらないもの

3. **加重型妊娠高血圧腎症**
   1) 高血圧が妊娠前あるいは妊娠 20 週までに存在し，妊娠 20 週以降に蛋白尿，もしくは基礎疾患のない肝腎機能障害，脳卒中，神経障害，血液凝固障害のいずれかを伴う場合
   2) 高血圧と蛋白尿が妊娠前あるいは妊娠 20 週までに存在し，妊娠 20 週以降にいずれかまたは両症状が増悪する場合
   3) 蛋白尿のみを呈する腎疾患が妊娠前あるいは妊娠 20 週までに存在し，妊娠 20 週以降に高血圧が発症する場合
   4) 高血圧が妊娠前あるいは妊娠 20 週までに存在し，妊娠 20 週以降に子宮胎盤機能不全を伴う場合

4. **高血圧合併妊娠**
   高血圧が妊娠前あるいは妊娠 20 週までに存在し，加重型妊娠高血圧腎症を発症していない場合

FGR : fetal growth restriction

妊娠高血圧症候群新定義・臨床分類. 第 70 回日本産科婦人科学会学術講演会. 2018
http://www.jsshp.jp/journal/pdf/20180625_teigi_kaiteian.pdf

重大な問題となる若年女性のやせすぎ

　肥満だけでなく，最近の若年女性の「やせ志向」も問題である。やせた女性は安産が多く，帝王切開率も有意に低率で妊娠・分娩の管理上は有利であるが，低出生体重児が

表2　診断基準

1. **妊娠糖尿病 (gestational diabetes mellitus：GDM)**
   75g OGTTにおいて次の基準の1点以上を満たした場合に診断する
   ①空腹時血糖値≧92mg/dL（5.1mmol/L）
   ②1時間値≧180mg/dL（10.0mmol/L）
   ③2時間値≧153mg/dL（8.5mmol/L）

2. **妊娠中の明らかな糖尿病 (overt diabetes in pregnancy)**[注1]
   以下のいずれかを満たした場合に診断する
   ①空腹時血糖値≧126mg/dL
   ②HbA1c値≧6.5%
   ※随時血糖値≧200mg/dLあるいは75gOGTTで2時間値≧200mg/dLの場合は，妊娠中の明らかな糖尿病の存在を念頭に，①または②の基準を満たすかどうか確認する[注2]

3. **糖尿病合併妊娠 (pregestational diabetes mellitus)**
   ①妊娠前にすでに診断されている糖尿病
   ②確実な糖尿病網膜症があるもの

   注1）妊娠中の明らかな糖尿病には，妊娠前に見逃されていた糖尿病と，妊娠中の糖代謝の変化の影響を受けた糖代謝異常，および妊娠中に発症した1型糖尿病が含まれる。いずれも分娩後は診断の再確認が必要である。
   注2）妊娠中，特に妊娠後期は妊娠による生理的なインスリン抵抗性の増大を反映して糖負荷後血糖値は非妊時よりも高値を示す。そのため，随時血糖値や75gOGTT負荷後血糖値は非妊時の糖尿病診断基準をそのまま当てはめることはできない。

   これらは妊娠中の基準であり，出産後は改めて非妊娠時の「糖尿病の診断基準」に基づき再評価することが必要である。

(日本糖尿病・妊娠学会と日本糖尿病学会との合同委員会. 妊娠中の糖代謝異常と診断基準の統一化について. 糖尿病 2015；58；802)

多いという重大な問題がある。低出生体重児は将来，生活習慣病（肥満，高血圧，糖尿病など）になる頻度が高い。近年，低出生体重児は大幅に増加し，10％にも及ぶ。その原因の1つに若年女性のやせが関係すると考えられる。20歳代の女性のやせは20％を超えている（2章-1，図1B）。

妊娠中の体重増加推奨値と妊娠前・妊娠中の影響

● 妊娠期間を通しての体重増加は，妊娠前の体格（BMI）に応じた以下の基準が目安とされているが，その根拠は必ずしも明確ではない。したがって，体重増加に関しては，個人差も考慮した緩やかな指導を心がける。

妊娠中の体重増加指導の新しい目安

	妊娠前の体格※	体重増加量指導の目安
低体重（やせ）	BMI＜18.5	12-15kg
普通体重	18.5≦BMI＜25.0	10-13kg
肥満1度	25.0≦BMI＜30.0	7-10kg
肥満2度以上	30.0≦BMI	個別対応（上限5kgまでが目安）

※ 体格分類は日本肥満学会編：肥満症診療ガイドライン2016に準じた
　　日本産科婦人科学会，2021年3月発表（産婦人科診療ガイドライン 産科編2020）[5]

- 肥満妊婦の体重増加を抑える理由は，肥満妊婦では体重増加の制限で産科的異常が減少するからである。非肥満者でも妊娠中の過大な体重増加があると，妊娠前の肥満者と同様に，HDP（妊娠高血圧症候群）と巨大児などの合併症が増加すると報告されている[1]。
- 妊娠前の体形と妊娠中の体重増加・増加不良に関しては，巨大児の発症には妊娠中の体重増加よりも妊娠前の肥満度が強く影響し，肥満妊婦では妊娠中の体重増加を5%未満に抑えても，巨大児の発生を防止できないとされている。
- HDPも，妊娠前の肥満の方が，妊娠中の過剰な体重増加よりも強く関連する。
- 低出生体重児のリスクも，妊娠前のやせの方が，妊娠中の体重増加不良よりも強く関連する。
- 生殖年齢にある女性が妊娠前から標準的な体型を保つことが重要である。

妊婦に見られる代謝特性と栄養指導

- 妊娠中期-末期は，抗インスリン作用のあるホルモンであるグルココルチコイドやヒト胎盤性ラクトーゲン（hPL）の分泌が増え，IGT（耐糖能異常）が顕性化しやすく，また異化作用が優位になり，母体のグルコース消費量が抑制される。母体のエネルギー源として脂質への依存が増え，より多量のグルコースが胎児へ供給される。
- 肥満妊婦では，糖負荷試験の血糖値が普通体重妊婦と同等でも，インスリン抵抗性がより増大するため，インスリン分泌量は大幅に増えてIGTになりやすく，また非肥満妊婦に比べて空腹時の血中コレステロールやTG（中性脂肪）が高く，特にFFA（遊離脂肪酸）の日内変動は高値を示す例が多い。
- 妊婦・授乳婦の推定必要エネルギー量（kcal）は以下の通りである。

		身体活動レベル		
		I	II	III
女　性　18-29歳		1,700	2,000	2,300
30-49歳		1,750	2,050	2,300
妊婦（付加量）[※1]	初期[※2]	+ 50	+50	+ 50
	中期	+ 250	+250	+ 250
	後期	+ 450	+450	+ 450
授乳婦		+ 350	+350	+ 350

[※1]　妊婦個々の体格や妊娠中の体重増加量，胎児の発育状況の評価を行うことが必要
[※2]　妊娠初期：0-15週，中期：16-27週，後期：28週以降

日本人の食事摂取基準2020年版報告書. 厚生労働省
https://www.mhlw.go.jp/content/10904750/000586556.pdf

　　例えば，身体活動レベルI，30歳妊娠後期の必要エネルギー量は1,750 + 450 = 2,200 kcalになる。妊娠後半期のエネルギー量が1,200 kcalを下回ると異化充進によるケトン体が児の知能に悪影響を及ぼすため，注意する必要がある。特に肥満妊婦例ではエネルギー摂取制限は個々に指導すべきである。

DOHaDに基づく妊娠前女性と妊婦への栄養・生活習慣改善指導

　1980年代，出生児体重が軽い群ほど成人後の循環器疾患などの発症率が高いとの疫学研究の報告から，胎児期の低栄養は出生児体重の減少につながるだけでなく，低栄養に適応した脂肪を蓄積しやすい体質にし，出生後の栄養環境が良好な場合は肥満やメタボリックシンドローム，生活習慣病のリスクとなることがわかってきた。このことから，子宮内低栄養と出生後の良好な環境の不適合が肥満や2型糖尿病の要因となり，胎児期や乳児期の環境が将来の健康状態や疾病発症に影響するとのDOHaD（developmental origins of health and disease）の概念が提唱された。

　この考え方は胎児期-出生後早期の可逆性のある感受期の環境因子が遺伝子発現を調節し，その後の環境を予想して胎児を適応させるというエピジェネティックの理論に裏づけられ，その時の環境とその後の環境の適合度が将来の疾病リスクに関与するとして，悪性腫瘍や精神疾患などの発症率の上昇なども説明できるとされている。

　胎内栄養環境は出生体重や，成人後の疾病発症を規定する要因であるため，肥満，メタボリックシンドローム，生活習慣病の予防には，妊婦と妊娠前女性への栄養指導などの生活習慣改善指導が重要な鍵と言える。

Q&A

Q1 妊婦は「小さく産んで，大きく育てる」「体重が増えすぎないように」などとよく言われますが，どのような意味でしょうか。

　やせた女性は妊娠高血圧症候群や妊娠糖尿病などの妊娠合併症が少なく，また安産であるため，以前は妊産婦担当の医療従事者らは妊婦の肥満を極力避けようとしました。一方，妊娠前にやせていた女性や，栄養不十分で妊娠中の体重が適度に増えない場合は「低出生体重児」になる例が多く，低出生体重児は成人後の生活習慣病のリスクが高いことがわかってきました。

　そこで，妊娠中は肥満の予防と同時に，適正な体重増加が得られるよう，食育をはじめとする栄養指導に力を入れる施設が増えています。

文　献

1）Arch Gynecol Obstet 2005；271：311-5
2）Am J Obstet Gynecol 2001；184：185-90
3）PLoS One 2016；11：eO 157081
4）日本糖尿病・妊娠学会と日本糖尿病学会との合同委員会．妊娠中の糖代謝異常と診断基準の統一化について．糖尿病 2015；58：801-3
5）日本産科婦人科学会，日本産婦人科学会編：産婦人科診療ガイドライン　産科編 2020　https://www.jsog.or.jp/activity/pdf/gl_sanka_2020.pdf

4章 肥満症各論

10 睡眠時無呼吸症候群(SAS)，肥満低換気症候群(OHS)

▶ 睡眠時無呼吸症候群 (sleep apnea syndrome：SAS)は，閉塞性睡眠時無呼吸症候群 (obstructive sleep apnea syndrome：OSAS)と中枢性睡眠時無呼吸症候群 (central sleep apnea syndrome：CSAS)に大別される。

▶ 前者のOSASは肥満を伴う例に多く，生活習慣病やメタボリックシンドロームと密接に関連するとともに，肥満とは独立して高血圧や虚血性心疾患などの心血管疾患発症にも関与する。

▶ OSASは2003年の新幹線運転士の居眠り運転の報道後，社会的に注目され，その主症状は日中の過度の眠気であることが知られるようになった。一方，日中，過度の眠気を催す人がすべてOSASという訳ではない。

▶ 典型的なOSASは肥満を伴い，家人やベッドパートナーから睡眠中のいびき・呼吸停止を指摘される。特に肥満はOSASの病因・病態生理への関与が大きい。肥満例で軟部組織が上気道周囲へ侵入すると，上気道径は狭小化し，上気道の虚脱 (閉塞)性が上昇し，睡眠中に上気道が閉塞する。

▶ 日本を含むアジア諸国では欧米諸国に比べて肥満度は低いが，OSASの有病率は欧米とほぼ同等である。日本人のOSASには肥満以外の要因である顎顔面形態が，肥満とともにOSASの病因・病態生理に大きく関与している。

▶ 肥満低換気症候群 (obesity hypoventilation syndrome：OHS)は高度肥満を伴う睡眠関連低換気障害に分類される疾患の1つで，OSASを高頻度に合併することが知られている。OHSでは肺高血圧，心不全，不整脈を発症する頻度が高いため，見逃してはならない。

keyword

メタボリックシンドローム，心血管疾患，日中の過度の眠気，いびき，上気道閉塞，肥満低換気症候群 (OHS)

SASの定義と診断基準

● SASの有病率は一般人口の2-4%で，common diseaseと認識され[1,2]，肥満人口の増加とともに増加傾向にあり，米国では1993年からの20年間で約3-4倍に増えたとの報告が2013年に発表された[3]。日本人の有病率は男性9%[4]，女性2.8%[5]と報告され，その後は検討されていないが，今後ますます増えると予想される。

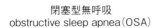
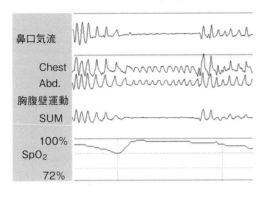
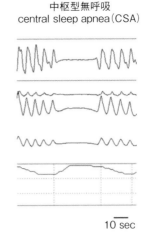

閉塞型無呼吸
obstructive sleep apnea（OSA）

中枢型無呼吸
central sleep apnea（CSA）

鼻口気流

Chest
Abd.
胸腹壁運動

SUM

100%
SpO$_2$

72%

10 sec

図1　睡眠時無呼吸の分類

● SASと脳心血管疾患の関連は多くの研究で明らかになっている。近年，SASでは夜間睡眠中の心筋梗塞発症例や，夜間の突然死も有意に多いと報告され[6,7]，大規模疫学研究でもSASは独立した生命予後増悪因子とされている[8,9]。一方，SASは日中の過度の眠気による交通事故や公共交通機関の運転者の居眠りなど社会問題としても注目されている。

● SASは，無呼吸（10秒以上続く換気の停止）の間も呼吸運動はある（呼吸努力を伴う）閉塞型無呼吸（obstructive sleep apnea：OSA）と呼吸中枢機能の異常で呼吸運動そのものが停止した（呼吸努力を伴わない）中枢型無呼吸（central sleep apnea：CSA）に大別される（図1）。一晩の間でどちらのタイプが優位かによって，OSASかCSASと診断される。ただし診断はSASに付随する症状として，日中の眠気，倦怠感，熟眠感の欠如などを伴う必要がある。心不全患者などではCheyne-Stokes（チェーン・ストークス）呼吸に伴うCSA例は多いが，純粋なCSASはまれで，一般臨床ではSASのほとんどはOSASである。

● American Academy of Sleep Medicine：AASM（米国睡眠医学会）の睡眠障害国際分類第3版（ICSD-3）のOSASの診断基準を表1に示す[10]。SASは原則として終夜睡眠ポリグラフ（polysomnography：PSG）で診断する。

● 一晩の無呼吸低呼吸回数を総睡眠時間で除した「睡眠1時間当たりの無呼吸・低呼吸の回数」を無呼吸低呼吸指数（apnea-hypopnea index：AHI）と言い，OSASの重症度の一般的な指標となる。AASM によるOSASの重症度は，軽症：5 ≦ AHI < 15，中等症：15 ≦ AHI < 30，重症：AHI ≧ 30 で，治療選択の基準となる[11]。

SASの病態

● 米国の一般人口を対象とした大規模疫学研究では，BMI（body mass index）の1 SD（標準偏差）の増加でOSASは4倍に増え[2]，4年間の10%の体重増加でAHIは32%上昇し，15 ≦ AHI < 30（中等症）からAHI ≧ 30（重症）になる確率が6倍と報告されている[12]。

表1 成人の閉塞性睡眠時無呼吸症候群 (OSAS) の診断基準 (ICSD-3)

AとBまたはC

A. 以下が1つ以上

1 患者は眠気，疲労回復しない睡眠，疲労感または不眠の症状を訴える。
2 患者は呼吸停止，喘ぎまたは窒息感で目覚める。
3 ベッドパートナーまたは他の目撃者が患者の睡眠中の習慣性いびき，呼吸停止，または両方を指摘する。
4 患者が高血圧，気分障害，認知機能障害，冠動脈疾患，脳卒中，うっ血性心不全，心房細動または2型糖尿病と診断される。

B. 終夜睡眠ポリグラフ検査 (PSG) または検査施設外睡眠検査 (OCST) で以下を認める

PSGかOCST中，1時間当たり5回以上の閉塞性優位な呼吸イベント：閉塞性または混合性無呼吸，低呼吸または呼吸関連覚醒

または

C. PSGかOCST中，1時間当たり15回以上の閉塞性優位な呼吸イベント：閉塞性または混合性無呼吸，低呼吸または呼吸関連覚醒

備 考

1 OCSTではEEGは記録されないことが多く，原則として記録されるPSGに比べて1時間当たりの閉塞性呼吸イベントを一般的に過小評価する。そのため，総睡眠時間でなく記録時間に基づくイベントの頻度を表すために，呼吸イベント指数 (respiratory event index：REI) を使用してもよい。
2 呼吸イベントは最新版のAASMによる睡眠と随伴イベント判定マニュアルに準じて定義される。
3 OCSTではEEGクライテリアによる覚醒反応を特定できないため，覚醒反応に基づくRERAsと低呼吸イベントを判定することができない。

(International classification of sleep disorders, 3rd ed. (ICSD-3) Online Version：American Academy of Sleep Medicine 2014 から抜粋・翻訳)

日本の多施設研究では，全OSAS例の平均BMIは$28.2 \mathrm{kg/m^2}$，$\mathrm{BMI} \geqq 30 \ \mathrm{kg/m^2}$の例が25％を占めていた。肥満は日本でも明らかにOSASの危険因子である[13]。

● 一方，肥満がOSASの発症や重症度に及ぼす影響には人種差があり，米国ではアジア諸国よりも肥満度は有意に高いが，米国とアジアのOSASの有病率はほぼ同等である[1]。これは，日本人を含むアジア人と西欧人の顎顔面形態特性が異なるためと考えられる。日本人は解剖学的に上気道径が小さく，非肥満者や軽度の肥満者でもOSASを発症しやすいと推測される。実際，日本の調査では，$\mathrm{AHI} \geqq 20$の約5,000例のOSAS患者のうち，$\mathrm{BMI} < 25 \ \mathrm{kg/m^2}$の例が30％存在していた[14]。

● また，同程度のBMIでもSASの有病率にはばらつきがあり，肥満度のみでなく脂肪蓄積の分布の違いがOSAS発症と関連するとも指摘されている。皮下脂肪蓄積型肥満よりも内臓脂肪蓄積型肥満の方がOSASを発症しやすいとされている[14]。

● 肥満や顎顔面形態特性によって狭小化した上気道は，常に虚脱 (閉塞) 傾向となるが，覚醒中には無呼吸は生じない。それは上気道開存を維持する上気道開大筋群の活動性が保たれているからである。しかし睡眠によってその活動性は低下し，上気道は閉塞する。これが基本的な無呼吸の病態生理である (図2)。

合併症

● OSASは肥満を伴う例が多く，OSASの合併症は，肥満による合併症と同じように，

覚醒時　　　　　　　　　　　　　　睡眠時

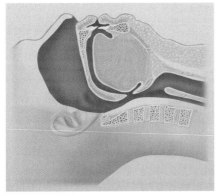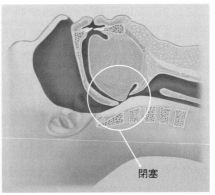

閉塞

図2　上気道狭窄のあるOSAS患者の上気道閉塞

高血圧をはじめとする生活習慣病，脳心血管疾患などである。しかし，これらの合併症は肥満とは独立してOSASに合併し，OSASそのものが生活習慣病や脳心血管疾患の危険因子となる。その発症には，繰り返す無呼吸・換気再開による間欠的な低酸素曝露が組織の酸化ストレスを亢進させ，全身性炎症を惹起し，また夜間睡眠中の交感神経活動の亢進や睡眠構築の悪化などが複雑に関与している[15]。

肥満症対策の意義

● 日常臨床では，体重増加に伴って，いびきや無呼吸を指摘されて受診する患者が多い。このことからも減量はOSASの基本的治療法と考えられる。実際，10-15％の減量でAHIが約25-50％低下する効果があり，減量によるOSASの改善は，OSASに伴う合併症発症・増悪のリスクを軽減する[12,16,17]。減量そのものの効果も相加されることから，OSASへの減量療法の意義はきわめて大きいと考えられる。

病歴聴取上のポイント

● 日本人では顎顔面形態上の特性がOSASの病態に大きく関与する。顎顔面形態は遺伝的要素が大きく，近親血縁者に習慣性いびき症やOSASが存在するか否かを確認することは重要である。また肥満因子，顎顔面形態のどちらが患者の病態生理に大きく関与しているかは，学生時代など痩せている時のいびきや無呼吸の指摘・目撃の有無，体重増加量を聴取することで，ある程度判断できる。

OHS

● OHSはBMI≧30kg/m^{2}の肥満を伴い，かつ日中の低換気に伴う高炭酸ガス血症（動脈血炭酸ガス分圧≧45mmHg）を呈する疾患である。睡眠中，高炭酸ガス血症はよりいっそう上昇する。

生活習慣病と
肥満症生活習慣改善指導士

肥満症総論

肥満症と動脈硬化

4章
肥満症各論

肥満症・
メタボリックシンドローム対策

- OHS例の80-90%がOSASを伴うと言われている。一方，残りの10-20%のOHS例は夜間睡眠中に閉塞性無呼吸を呈さず，持続する低換気のみを呈する。そのため，後者の「閉塞性無呼吸を呈さない低換気のみのタイプ」のOHS診断には，終夜睡眠ポリグラフ検査を使用し，注意深く観察する必要がある。
- OHSは高度の低酸素血症と高炭酸ガス血症を呈するため，肺高血圧，右心不全，不整脈などを惹起し，生命予後が悪化しやすい。したがって，高度肥満例ではOSAS合併の有無にかかわらずOHSを疑って，動脈血液ガス分析を実施すべきである。

まとめ

- 肥満はOSASの重要な発症要因で，肥満とOSASは互いに独立して生活習慣病や心血管疾患の発症増悪に関与する。したがって，減量はOSASの改善効果と減量そのものの効果が相乗的に作用し，生活習慣病や脳心血管疾患の改善につながると考えられる。一方，日本人では肥満を伴わない，または軽度の肥満でもOSASを発症する例があり，OSASと診断された患者は肥満の有無にかかわらず生活習慣病や脳心血管疾患発症の可能性を常に念頭に置いておく必要がある。
- OHSに関しては，必ずしも肥満者が発症する訳ではないが，高度肥満例では常にOHSの合併を疑うことが重要である。

Q&A

Q1 OSASの患者は，減量して痩せれば治癒しますか。

　　　　　非肥満なら減量を推し進める訳にはいきません。一方，肥満なら減量に成功し標準体重になれば，OSASは治癒するか。答えは，yesでもありnoでもあります。つまり治癒するか否かは患者個々の病因・病態因子に依存するということです。
　　例えば，学生時代は標準体重でいびきもなかったが，年とともに体重が増え，いびきや無呼吸を指摘されるようになったという例なら，元の体重に戻れば治癒するかもしれない。一方，学生時代に標準体重でも，いびきや無呼吸を指摘されていたという例は，減量だけでは難しいかもしれない。というのも，後者は肥満だけでなく，顎顔面形態の影響が大きいと考えられるからです。それでも，減量すればOSASの重症度は改善し，治療法がより簡便になる可能性はあります。実際に減量に成功して，持続的気道内陽圧（continuous positive airway pressure：CPAP）療法から口腔内装置に移行できた例は少なくありません。

文 献

1）Chest 2001；119:62-69
2）N Engl J Med 1993；328：1230-5
3）Am J Epidemiol 2013；177：1006-14
4）Hypertens Res 2004；27：479-84
5）Hypertens Res 2008；31：501-6
6）N Engl J Med 2005；352：1206-14
7）J Am Coll Cardiol 2008；52：343-6
8）Lancet 2005；365：1046-53
9）Sleep 2008；31：1071-8
10）American Academy of Sleep Medicine. International classification of sleep disorders, 3rd ed. Online Version：American Academy of Sleep Medicine. 2014
11）Sleep 1999；22：667-89
12）JAMA 2000；284：3015-21
13）佐藤誠. 日本人の睡眠時無呼吸症候群. 睡眠時呼吸障害Update. エビデンス・課題・展望　山城義広，井上雄一編. 日本評論社 2002．101-7
14）綜合臨床 2002；51：186-90
15）J Intern Med 1997；241：11-8
16）Antioxid Redox Signal 2008；10：755-68
17）Ann Intern Med 1985；；103：850-5
18）Am Rev Respir Dis 1991；144：494-8

11 運動器疾患

▶肥満に関連する代表的な運動器疾患として，変形性関節症（膝・股関節），腰痛症・変形性脊椎症（頸椎・腰椎），骨粗鬆症などがあげられる。

▶変形性膝関節症はO脚変形，立ち上がり時・階段昇降時などの膝内側–膝窩部痛などを特徴とする。肥満（BMI $> 25\,\mathrm{kg/m^2}$）や糖尿病で発症リスクが増大し，下肢筋力訓練や減量などで発症・症状が抑制される。

▶変形性股関節症は階段昇降時や自動車の乗り降り時などの股関節–膝前面痛や，股関節の可動域制限が特徴である。

▶腰痛症・変形性腰椎症では長時間の立位や労作時に腰部痛を認め，変形性頸椎症では項部–肩甲部痛（特に頸椎後屈時）や頸椎の可動域制限などが生じる。これらの症状は背筋訓練などの適切な運動や減量で軽減すると報告されている。

▶骨粗鬆症は一般には無症状で，時に腰背部痛や脊椎圧迫骨折による円背変形などを認める場合がある。やせ（BMI $< 18.5\,\mathrm{kg/m^2}$），運動不足，喫煙，糖尿病などが危険因子となる。

▶これらの運動器疾患の発症を予防し，QOLを維持するには運動・食事療法などによる生活習慣の改善で適切なBMI（20-25 $\mathrm{kg/m^2}$ 程度）を獲得し，維持することが重要である。

keyword

変形性関節症，腰痛症，変形性脊椎症，骨粗鬆症，サルコペニア肥満，フレイル，ロコモティブシンドローム

変形性膝関節症 (図1A)

● **病態** 加齢，荷重負荷，代謝異常などで関節軟骨の変性や骨棘形成が引き起こされ，疼痛や可動域制限を伴う。

● **症状** 椅子からの立ち上がり時，歩行開始時，階段昇降時（特に降りる時）の疼痛が特徴的。疼痛部位は膝内側–膝窩部が多い。日本人では高頻度に内反（O脚）変形を生じ，時に関節液の貯留を認める。

● **画像診断** 単純X線で関節裂隙の狭小化，骨棘形成，骨硬化像などを認める。

● **疫学** 女性・両側性が多い。日本人の罹患率は55歳以上で約10％，65歳以上で約

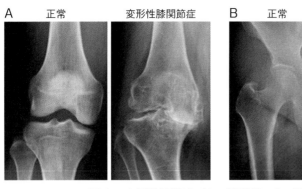
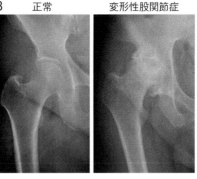

図1　変形性関節症 (A：膝関節，B：股関節)

生活習慣病と
肥満症生活習慣改善指導士

肥満症総論

肥満症と動脈硬化

4章
肥満症各論

肥満症・
メタボリックシンドローム対策

35％と，加齢とともに罹患率は上昇する。

● **治療**　減量・筋力訓練による関節への負荷軽減，投薬加療 (消炎鎮痛剤など)，関節内ヒアルロン酸注射，膝装具，手術療法 (人工関節置換術など)。

● **合併症**　糖尿病では発症リスクが増大する。他の変形性関節症 (指・股関節・脊椎) などを合併する場合もある。

● **発症予防**　40歳以下の時点でBMI＜25kg/m^{2}に維持することで，発症リスクが有意に低下する。

● **症状抑制**　BMI≧25kg/m^{2}の患者では，BMIで2kg/m^2 (体重で約5.0kg) の低下を目安に減量すると症状が約50％軽減し，BMI＞40kg/m^{2}では人工膝関節置換術の術後成績が低下する。

変形性股関節症 (図1B)

● **病態**　加齢，荷重負荷，代謝異常などで関節軟骨の変性や骨棘形成が引き起こされ，疼痛や可動域制限を伴う。

● **症状**　階段昇降時，靴下を履く動作，自動車の乗り降りでの疼痛や，股関節の可動域制限が特徴。疼痛部位は股関節−膝前面部が多い。

● **画像診断**　単純X線で股関節裂隙の狭小化，骨棘形成，骨硬化像，大腿骨頭の扁平化などを認める。

● **疫学**　女性・両側性が多い。幼少時の先天性股関節脱臼の既往があるとリスクが増大する。

● **治療**　減量・筋力訓練による関節への負荷軽減，投薬加療 (消炎鎮痛剤など)，手術療法 (人工関節置換術など)

● **合併症**　肥満との関連は報告されているが，膝関節ほど密接ではない。人工股関節置換術の術後成績もBMIの値にかかわらず良好である。

腰痛症，変形性脊椎症 (頸椎・腰椎) (図2)

● **病態**　腰痛症は一般に筋肉の疲労や椎間板・椎間関節への負荷などで生じる腰痛を指

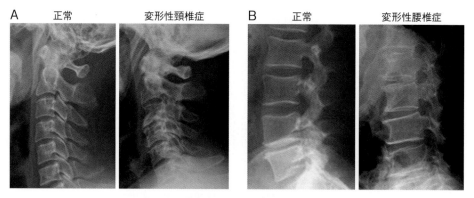

図2　変形性脊椎症（A：頸椎，B：腰椎）

す。変形性脊椎症は加齢や荷重負荷とともに進行する脊椎の変性で，椎間板変性，骨棘形成，椎間関節の変性などを生じる。

- **症状**　頸椎症は項部-肩甲部の鈍痛（特に頸椎伸展時）や頸椎の可動域制限などを生じる。腰痛症，腰椎症は長時間の座位や歩行後，または重量物保持後の腰部痛などが特徴である。
- **画像診断**　腰痛症は単純X線で異常を認めない場合でも，MRIで椎間板の輝度変化（変性）などを認める場合がある。変形性脊椎症は，単純X線で椎間板腔の狭小化や骨棘形成などを認める。
- **疫学**　肥満，糖尿病は発症リスクを増大させる。
- **治療**　減量・筋力訓練による関節への負荷軽減，投薬加療（消炎鎮痛剤など），ブロック注射・頸椎・腰椎の牽引，温熱マッサージなどの理学療法
- **合併症**　進行すると頸椎症性神経根症（上肢のしびれ，疼痛）や腰部脊柱管狭窄症（下肢のしびれ，疼痛／間欠性跛行／夜間の腓返りなど）を引き起こす。
- **発症予防，症状抑制**：適切な運動や減量で項部痛，腰痛が軽減する。喫煙は椎間板変性を促進する。

骨粗鬆症（図3）

- **病態**　低骨量と骨組織の微細構造の異常を特徴とし，骨の脆弱性と骨折の危険性が増大する。
- **症状**　腰背部痛や脊椎骨折による円背変形など
- **診断方法**
  ①椎体または大腿骨近位部の脆弱性骨折（軽微な外力などによる骨折）あり
  ②その他，脆弱性骨折があり，骨量測定で20-44歳の骨密度の平均値（若年成人平均値：% YAM）＜ 80%
  ③% YAM ≦ 70%または≦−2.5SD
- **疫学**　閉経後女性に多い。日本人女性の罹患率は70代で約40%，80代で約50%（推定患者は約1,000万人）である。BMI＜ 18.5kg/m^{2}でリスクが増大する。

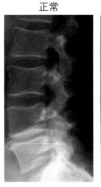
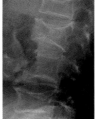

正常　　　　　骨粗鬆症

図3　骨粗鬆症

- **治療**　適切な体重維持（BMI ≧ 18.5 kg/m^2）や運動に努める。骨粗鬆症治療薬のビスフォスフォネート製剤などを投与する。
- **合併症**　骨折好発部位は，①胸腰椎椎体，②大腿骨近位部，③橈骨遠位端など。運動不足，喫煙，糖尿病は骨粗鬆症のリスクを増大させる。

サルコペニア肥満の定義・診断基準 —設定困難な理由とその改善案

　サルコペニア肥満（sarcopenic obesity）とは，肥満とサルコペニアを合併した状態と認識されているが，その定義や診断基準は確立されていない。その背景の1つとして，高齢者ではBMI高値群は低値群に比べて死亡率は低下または同等という肥満パラドクス（obesity paradox）の存在がある。対象に高齢者を想定していないBMIやウエスト周囲長によるリスク判定では，肥満者でも高齢期の体重減少（原因の多くは骨格筋量の減少）をリスク増と評価することはほぼ不可能である。

　一方，高齢肥満者は骨格筋量が多いと報告され[1]，高齢になってもインスリン分泌亢進を維持する者は，肥満と骨格筋量も維持するという生存者バイアス（survival effect）のようなものが示唆され，サルコペニア肥満のサルコペニア評価を困難にしている。

　サルコペニア肥満では，炎症性サイトカインの増加，酸化ストレス，インスリン抵抗性，ホルモンの変化，身体活動量の減少などを生じるとともに，それらは相互に関連する（図4）。サルコペニア肥満の原因と予後は一部解明されていないが，運動と栄養が予防と改善に有効であることは確かである（図4）。

やせによるフレイルの問題

　BMI < 18.5 kg/m^2 は，WHO（2000），日本肥満学会（2000）が低体重（underweight）の診断基準（＝やせの判定基準）として発表して以来，広く使われている。

　国民健康・栄養調査によれば，10年ほど前から高齢者層の低体重（やせ）の割合は男女ともに減少しているが，高齢者層は増加しているため，70歳以上をひと括りに考えると問題がある。低栄養状態の一般的栄養スクリーニングの国際的な指標であるBMI

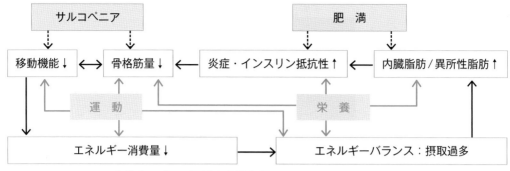

図4　サルコペニア肥満の病態生理と介入

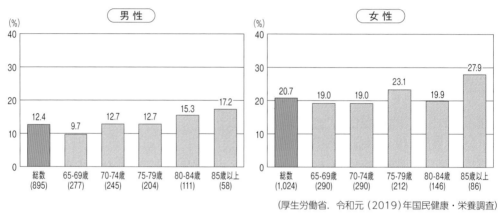

（厚生労働省．令和元（2019）年国民健康・栄養調査）

図5　低栄養傾向の者（BMI ≦ 20.0kg/m²）の割合（65歳以上，性・年齢階級別，全国補正値）

≦ 20.0kg/m² について，令和元（2019）年国民健康・栄養調査では65歳以上を5歳毎に区分して検討された（図5）[2]。その結果，男性では80歳以降，女性では85歳以降に低栄養傾向の者が増加し，85歳以上では男性の約4人に1人，女性の約3人に1人がBMI ≦ 20.0kg/m² であった。

　肥満とやせに直結する課題の1つは，高齢者では肥満群は非肥満群に比べて死亡リスクが低いという肥満パラドクスである。つまり，メタボ対策からフレイル・ロコモティブシンドローム・サルコペニア対策への健康管理のギアチェンジ[3]のタイミングをいつにするかは，私たちに与えられた課題でもある。

ロコモティブシンドローム（ロコモ）とその対策

- **定義**　骨・筋肉・関節などの運動器の機能が低下して要介護や寝たきりになった状態や，将来的にその危険性が高い状態のこと
- **病態**　加齢に伴う運動器障害や，運動不足による筋力・バランス能力の低下から，運動能力がより低下し，体重増加などで症状がさらに悪化し，要介護状態になる。
- **疫学**　日本人のロコモの三大原因疾患と推計患者数[4]は次の通りである。

①骨粗鬆症（骨折による疼痛・運動機能障害）1,280万人

②変形性膝関節症（膝関節の疼痛・可動域制限による歩行障害）2,530万人

③腰部脊柱管狭窄症：腰痛や下肢のしびれなど（変形性腰椎症は3,790万人）

※骨粗鬆症・変形性膝関節症・変形性腰椎症のいずれかを罹患している患者は4,700万人

● **評価方法**　次の3つのロコモ度テストのうち，1つでも該当する場合，ロコモと判定する。

①立ち上がりテスト：高さ10-40cmの台から両脚または片脚で立ち上がれるか（下肢筋力評価）

②2ステップテスト：最大歩幅で2歩進み，その幅を身長で除した値（歩行速度評価）

③ロコモ25：運動器の症状や機能，日常生活動作に関する25の質問票（各質問0-4点の計0-100点：合計点が低いほど良好な状態）

	①立ち上がりテスト	②ステップテスト	③ロコモ25	予防・改善方法
ロコモ度1 （初　期）	片脚40cm不可	1.3未満	7点以上	運動介入と栄養改善
ロコモ度2 （進行期）	両脚20cm不可	1.1未満	16点以上	上記で改善なければ運動器疾患の評価・治療

● **予防・改善方法**

①運動介入・運動習慣の獲得：スクワット・開眼片脚起立・かかと上げ運動などを推奨

②栄養改善：十分な蛋白質の摂取（高齢者では十分なカロリー摂取も）

③原因となる運動器疾患の治療

Q&A

Q1　肥満になると膝や腰の変形が進むのでしょうか。

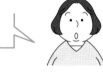

　　　BMI≧25kg/m²で変形性膝関節症の発症リスクが増大し，減量によって低下すること，また変形性腰椎症は遺伝的素因に加え，肥満で発症リスクが増大し，減量で症状が軽減すること，さらに喫煙で脊椎の椎間板が変性し，椎間板ヘルニアのリスクになることなどがわかっています。

　一方，過度の減量（BMI＜18.5kg/m²）は骨粗鬆症のリスクになるため，適切なBMIを維持することが重要と考えられます。

文　献

1）Rolland Y, et al. Am J Clin Nutr 2004；79：552-7
2）葛谷雅文. 高齢者における栄養管理：ギアチェンジの考え方. 日本医事新報 2016；4797：41-7
3）https://www.mhlw.go.jp/content/000711005.pdf　厚生労働省　令和元年（2019）年国民健康・栄養調査結果の概要
4）Yoshimura N, et al. J Bone Miner Metab 2009；27：620-82

生活習慣病と
肥満症生活習慣改善指導士

肥満症総論

肥満症と動脈硬化

4章
肥満症各論

肥満症・
メタボリックシンドローム対策

12 | 肥満関連腎臓病

> ▶肥満はCKD (慢性腎臓病)の発症・進展の独立した危険因子である。
>
> ▶肥満はアルブミン尿・蛋白尿の独立した危険因子である。時にネフローゼ症候群をきたし，腎病理組織像で巣状分節性糸球体硬化症を認める例が多い。
>
> ▶蛋白尿の増加とともに腎機能低下は徐々に進行し，末期腎不全に至ることもある。
>
> ▶食事・運動療法による減量が有効で，蛋白尿や糸球体過剰濾過の軽減につながることが期待される。
>
> ▶蛋白尿を伴う肥満関連腎臓病の高血圧への薬物療法では，RAS阻害薬が推奨される。

keyword

肥満関連腎臓病，巣状分節性糸球体硬化症，蛋白尿，RAS阻害薬

定 義 (表1)

● 肥満はアルブミン尿・蛋白尿の独立した危険因子である。蛋白尿の増加に伴う腎機能低下から，末期腎不全 (end-stage kidney disease：ESRD)に至る例が多い。

● この腎機能低下の過程は，腎症を伴う糖尿病や，高血圧のCKD発症後の重症化と酷似する。肥満も二次的に糖尿病や高血圧を伴いやすい一方で，糖尿病や高血圧のない肥満も同様に重症化の過程をたどる例が存在するため，肥満症・腎障害の合併例は肥満関連腎臓病 (obesity-related kidney disease/obesity-related glomerulopathy)と呼ばれる。

疫学と病態

● 肥満例では初期に腎血漿流量とGFR (糸球体濾過量)の増大 (糸球体内圧上昇/過剰濾過)，近位尿細管でのナトリウム (Na)再吸収の亢進を認め，アルブミン尿，蛋白尿が出現する。

● 海外のみならず，日本でもBMI増大を伴うCKD発症頻度の増加が報告されている。

● 腎病理組織変化として，糸球体肥大と巣状分節性糸球体硬化症 (focal segmental glomerulosclerosis：FSGS)類似の組織像を呈する。肥満による心拍出量や循環血漿

表1　肥満関連腎臓病の特徴

1) 高度肥満症でBMI ≧ 35 が多い 2) 血尿は認めないか軽度で，ネフローゼ症候群の範囲にある蛋白尿を呈するが，血清アルブミンは 3.0 g/dL 以上に保たれていることが多い	3) 減量により蛋白尿が改善する 4) 腎組織所見では，糸球体肥大，FSGSを認めるが，糖尿病，高血圧症を合併していれば糖尿病性腎症，高血圧性腎硬化症の所見も呈する

(肥満症診療ガイドライン 2022 から作成)

量の増加が，糸球体過剰濾過，レニン・アンジオテンシン・アルドステロン系(RAAS)活性化などを介してネフロンへの負荷を惹起するという機序が考えられている。①内臓脂肪蓄積による交感神経やRAASの活性化に伴う糸球体肥大，②尿細管でのNa再吸収を介する糸球体過剰濾過，③ネフロン数と体型不適合(nephron mass body size mismatch)に基づく糸球体肥大と過剰濾過，が成因と考えられている。

減量治療の意義

- 食事・運動療法による減量は肥満症への最も効果的な予防・治療であり，肥満関連腎臓病にも有効である。
- 糖尿病合併例への減量治療は糖代謝異常改善とともに肥満関連腎臓病にも有効であり，糖尿病を伴わない例でも減量の有効性が報告されている。
- 日本人を対象とする研究でも，減量はアルブミン尿改善に関して，血圧やインスリン抵抗性と独立してアルブミン尿の低減に有効と報告されている。

薬物治療

- 肥満に伴って循環血中・腎局所でRAASが亢進し，CKDの発症・進展につながる。
- 非糖尿病例のGFRや蛋白尿へのACE阻害薬の有効性は，肥満例でより顕著に認める。
- 蛋白尿を伴う肥満関連腎臓病にはRAS阻害薬が推奨されている。

Q&A //

 Q1 肥満があって，蛋白尿が陽性なら肥満関連腎臓病と考えられますか。

 　その可能性はありますが，肥満に伴いやすい糖尿病や高血圧が原因の糖尿病腎症や高血圧性腎硬化症の疑いもあります。また，それ以外の腎臓病の可能性もあるため，腎臓専門医を受診し，確定診断には腎生検による診断が必要な場合もあります。

13 | 肥満に関連するその他の疾患

▶ 肥満症の診断には含めないが，肥満に関連する健康障害は以下の通りである（肥満症診療ガイドライン2022）。

悪性疾患：大腸がん，食道がん（腺がん），子宮体がん，膵臓がん，腎臓がん，乳がん，肝臓がん

良性疾患：胆石症，静脈血栓症・肺塞栓症，気管支喘息，皮膚疾患（黒色表皮腫や摩擦疹），男性不妊，胃食道逆流症，精神疾患

▶ 肥満によって，がんの死亡リスクや各疾患の罹患リスクは増大し，症状は増悪する。

▶ 減量による肥満の是正で，多くの疾患の発症リスクや症状が軽減する。

keyword

大腸がん，子宮体がん，乳がん，胆道がん，胆石症，静脈血栓塞栓症，気管支喘息，胃食道逆流症，うつ病

悪性疾患（がん）

1．大腸がん

肥満と密接に関連する。欧米ではBMIの増加に伴って大腸がんの発症率が上昇すると報告されている。日本の大規模多目的コホート研究JPHC (Japan Public Health Center-based prospective)研究でも，男性ではBMI $\leq 25 \mathrm{kg/m}^2$ に比べて > 30 では相対危険度が約1.5倍であった[1]。また海外では，肥満外科治療で大腸がんの発症が抑制されるとの報告がある。

2．胆道がん

肥満は胆石のリスクである。また胆石の保有者は胆嚢がんと胆管がんの頻度が高い。胆嚢がんが女性に多いのは，肥満による胆石の合併が一因ともされている。胆管がんは性に関係なく，肥満者で発症率が高く，BMI < 23 に比べて ≥ 27 では1.8-2.0倍の頻度で，肥満は胆管癌発症の独立した危険因子とされる[2]。

3．子宮体がん

　肥満と子宮体がんの関連は多数報告されている。欧米人ではBMI20-22.9に比べて≧30の女性では子宮体がんのリスクが4.5倍とされる[3]。

　また成人後のBMIの増加は子宮体がんのリスクを増加させ，そのリスクは体重増加のより大きい群で高く，体重が減少した群はリスクが低くなるとの報告がある[4]。一方，子宮頸部がんと肥満の関連は明らかではない。

4．乳がん

　閉経後の肥満女性で発症率が高い。肥満は乳がんの危険因子であるとの報告は欧米で集積してきたが，日本でも同様の報告がある。JPHC研究では，閉経後の女性ではBMI＜19に比べて≧30では乳癌リスクが2.3倍で，BMIが1 kg/m^{2}上昇するごとに乳癌リスクが4％増加した[5]一方，閉経前の女性ではBMIとの関連を認めなかった。BMI高値はまた，進行性乳がんの予後不良因子とも言われる。

良性疾患

1．胆石症

　肥満は胆石，特にコレステロール結石の危険因子である。アジア人対象では，台湾での横断研究でBMI≧25の女性はBMI＜25に比べて胆石発症頻度は1.84倍と報告された[6]。

　比較的急速な減量時（1.5 kg/週以上）にも胆石の生成が促進されることが知られている。肥満外科治療後も胆石発症頻度は上昇するが，予防的な胆囊摘出に関するコンセンサスは十分ではない。低エネルギー高脂肪食とウルソデオキシコール酸の投与は，減量時の胆石生成を予防する効果があるとされる[7]。

2．静脈血栓症・肺塞栓症

　肥満は静脈血栓塞栓症の危険因子の1つである。海外の前向き研究では，BMI≧25はBMI＜25に比べて，静脈血栓塞栓症発症のハザード比は1.5-2.2倍であった[8]。静脈血栓塞栓症は周術期に発症しやすい。日本の産婦人科領域の手術では，BMI＞25で周術期肺塞栓が増加する[9]。静脈血栓塞栓症は病院内では安静臥床中の発症が多く，発症時の院内死亡率は14％とされ，発症予防と早期発見・早期治療が重要である。予防手段としては下肢挙上，マッサージ，弾性ストッキング，間欠的空気圧迫法などがある。診断には下肢静脈エコーや血流シンチグラム，また線溶系の亢進としてDダイマー，TAT（トロンビン-アンチトロンビン複合体），FDP（フィブリン／フィブリノゲン分解産物）の上昇などが有用である。

3．気管支喘息

　肥満は喘息発症・増悪の危険因子であり，BMIが高いほど喘息発症リスクが高い。また肥満は種々の喘息治療薬への反応性を低下させる。肥満を伴う喘息患者が食事療法で減量すると，8週間，1年間ともに呼吸機能と自覚症状が改善した[10]。肥満外科治療

生活習慣病と
肥満症生活習慣改善指導士

肥満症総論

肥満症と動脈硬化

4章
肥満症各論

肥満症・
メタボリックシンドローム対策

による減量でも喘息が改善すると報告されている。

4．皮膚疾患

　肥満者では，偽性黒色表皮腫，摩擦疹，汗疹，萎縮性皮膚線状，乾癬などの皮膚疾患の発症率が高く，これらの予防と改善には減量とスキンケアが有効である。偽性黒色表皮腫は項部，腋窩，鼠径部，肛門周囲などに黒褐色の色素沈着や角質増殖が見られる。その機序としては機械的刺激に加え，耐糖能異常を伴うインスリン抵抗性と高インスリン血症が関与すると言われ，減量によって改善する。摩擦疹は乳房下，下腹部など皮膚がこすれる場所に好発する湿疹である。汗疹はいわゆるあせもで，汗が表皮内に貯留して炎症を起こし，頸部，腋窩，鼠径部，体幹などに水泡や紅色丘疹を発症する。

5．男性不妊

　肥満に伴って性ホルモン結合グロブリン（SHBG）やテストステロン値が低下するため，肥満は低ゴナドトロピン性の性腺機能不全のリスクである。これらは減量によって改善する可能性があるとされる。

6．胃食道逆流症

　肥満は食道括約筋圧の低下，食道裂孔ヘルニア，腹腔内圧の上昇，胆汁や膵酵素の排出など複合的な機序を介して胃食道逆流症の危険因子となる。肥満度と胃食道逆流症の症状には正の相関があると報告されている。また減量で胃酸のpHと胃食道逆流症の自覚症状が改善すると言われている[11]。

7．精神疾患

　肥満者では一般人口調査に比べて，気分障害，不安障害，むちゃ食い障害などの摂食障害を高頻度に認める。特に気分障害の代表であるうつ病性障害は非肥満者に比べて発症リスクが55％高いとされる[12]。肥満症が成立する背景にはこのような精神病理学的要因に加え，心理社会的要因，遺伝的要因，成長発達上の問題などが複雑に絡んでいる。

　また，肥満者によく見られる心理的特性として，①自己評価が低い，②困難な問題を回避する，③感情のコントロールとその対処が困難，などの傾向を示す。

　肥満症治療を円滑に行うには，精神疾患の専門的治療だけでなく，すべての医療者が個々の患者背景や心理特性に配慮した対応をすることが大切である。

Q&A

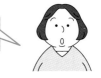

Q1 減量治療で悪性腫瘍の発症リスクは抑えられますか。

　　　　　肥満で悪性腫瘍が増加する機序として，高インスリン血症，IGF（インスリン様成長因子）などの細胞増殖因子の増加，慢性炎症，アディポカインなどが関与すると考えられています。しかし，内科的な減量治療の場合は減量の長期的な維持が難しいこともあって，悪性腫瘍の発症リスクが低下するという報告は皆無です。

　肥満外科治療では，悪性腫瘍の罹患率や死亡率が低減するとの報告が多数あります。いくつかのメタ解析では，肥満外科治療によって肥満関連の全悪性腫瘍の発症率が抑えられ，個別にみると大腸癌の発生が抑制されると言われています[13, 14]。

文　献

1）Cancer Causes Control 2005；16：839-50
2）Cancer Causes Control 2008；19：33-41
3）Int J Cancer 2007；120：378-83
4）Proc Nutr Soc 2008；67：253-6
5）Ann Epidemiol 2007；17：304-12
6）J Gastroenterol Hepatol 2006；21：1737-43
7）Clin Gastroenterol Hepatol 2014; 12: 1090-100
8）Arch Intern Med 2002；162：1182-9
9）Circ J 2008；72：753-6
10）BMJ 2000；320：827-32
11）Scand J Gastroenterol 1999; 34: 337-40
12）Arch Gen Psychiatry 2010；67：220-9
13）Med Sci Monit 2015；21：1350-7
14）Obes Surg 2014；24：1499-1509

生活習慣病と
肥満症生活習慣改善指導士

肥満症総論

肥満症と動脈硬化

4章　肥満症各論

肥満症・
メタボリックシンドローム対策

4章 肥満症各論

14 肥満と食行動異常

> ▶肥満は通常，生活習慣としての食行動，身体活動量，その他の要因によって起こると考えられ，精神医学疾患に分類される食行動異常としての神経性大食症とは区別される。
> ▶食行動異常（主に神経性無食欲症と神経性大食症）の診断・治療には精神医学，心療内科学，臨床心理学などの専門的知識が必要である。
> ▶現在のところ，食行動異常に関しては精神的・身体的に複数の病因が考えられているため，その治療法も多様である。
> ▶食行動異常としての神経性大食症の特徴と，生活習慣による肥満との違いを理解して対応する必要がある。

keyword

食行動異常，神経性大食症，むちゃ食い，身体的要因，心理的要因

食行動異常とは

● 食行動異常は文字通り，「食事の摂取」に関する病気で，生活習慣による肥満ややせとは異なることを理解すべきである。本来は精神科的な症状とされ，癌，内分泌疾患，慢性感染症などによる症状は除外する必要がある。また食欲や体重の変化は種々の精神疾患と共通する面があるため，これも生活習慣に基づく変化と区別する必要がある。

● 食行動異常は，神経性無食欲症と神経性大食症に大別される。米国精神医学会の自閉スペクトラム症と注意欠如・多動性障害（ADHD：attension deficit hyperactivity disorder）の診断基準DSM-5（Diagnostic and Statistical Manual of Mental Disorders 第5版）[1]では，異食症，反芻障害，回避/抑制食物摂取障害，むちゃ食い障害なども新たな分類項目として加わった。

● ここでは神経性大食症とむちゃ食い障害の特徴を解説する。特に神経性大食症の病態を理解し，生活習慣としての肥満との違いを把握し，適切な対応を学んでほしい。

神経性大食症

● 判定基準

1. むちゃ食いのエピソードの繰り返し。以下の2つの特徴がある。

   ①他とはっきり区別される時間（例：1日の何時でも2時間以内の間）に，ほとんどの人が同じような時間に同じような環境で食べる量よりも明らかに多い食物を食べる。

   ②そのエピソードの間は，食べることを制御できないという感覚（例：食べることをやめられない，または，何を，またはどれほど多く食べているかを制御できないという感じ）。

2. 体重増加を防ぐために不適切な代償行動（例：自己誘発性嘔吐，下剤・利尿剤・浣腸またはその他の薬剤の誤った使用，絶食，または過剰な運動）を繰り返す。

3. むちゃ食いと不適切な代償行動はともに，平均して，少なくとも3ヵ月間にわたって週2回起こっている。

4. 自己評価は，体型と体重の影響を過剰に受けている。

5. 障害は，神経性無食欲症のエピソード期間中にのみ起こるものではない。

● 病型分類

1. 排出型

   現在の神経性大食症のエピソード期間中，その人は定期的に自己誘発性嘔吐をする，または下剤・利尿剤または浣腸の誤った使用をする。

2. 非排出型

   現在の神経性大食症のエピソード期間中，その人は絶食または過剰な運動などの他の不適切な代償行動を行ったことがあるが，定期的に自己誘発性嘔吐，または下剤・利尿剤または浣腸の誤った使用はしたことがない。

● 神経性大食症は，一般に思春期後期から青年期初期に発症する。その90％が女性で，全人口に占める罹患率は1-2％と考えられている。日本では若年女性の約2-3％に見られるとの報告がある[2]。

むちゃ食い障害

● 次のように規定される。

1. ほとんどの人が同じような時間，環境で食べる量よりも明らかに多い食物を食べる。

2. そのエピソード期間は食べることを制御できない感覚。

3. むちゃ食いのエピソードが次の項目のうち3つ以上と関連する。

   ①普通よりも非常に速く食べる。

   ②不快なぐらい満腹になるまで食べる。

   ③身体的な空腹感がない時に非常に多く食べる。

   ④過食は他の人を驚かせるため，自分1人で食べる。

   ⑤その後，自分自身にうんざりして憂うつになり，大きな罪悪感を抱く。

4．むちゃ食いがあることで強い苦痛を感じる。

5．むちゃ食いが平均して少なくとも3ヵ月の間，1週間に一度は起こる。

6．むちゃ食いが，不適切な代償行動の反復と結びついていない。

● 神経性無食欲症との違いは，体重減少がないこと，また神経性大食症との違いは代償行動がないことである。むちゃ食い障害も女性に多く発症し，肥満やダイエットの経験と関連するとの報告がある[3]。

神経性大食症の原因

さまざまな仮説はあるが，完全に解明されている訳ではない。身体的な原因論から心理的な原因論まで多くの要因が複合的に関与しているとされ，代表例を以下にあげる。

1．身体的要因

1）遺伝学的見地から

同じ家族の中での発症率は，神経性大食症では約4倍とされ，また双生児研究では2卵性双生児よりも1卵性双生児で発症率が高いとされている点で，遺伝的な要素が要因の1つと考えられる。

2）脳機能の見地から

神経性大食症の患者にとっては，激しい運動や自己誘発性嘔吐の習慣が体内アヘン様物質であるオピオイドを増加させ，苦痛を緩和し，気分を高揚させると報告されている。このために神経性大食症はオピオイド増加による嗜癖とも考えられる。また，神経性大食症の患者は，過食や嘔吐などの際に中枢セロトニン系の機能低下を生じ，その回復後に機能亢進を起こすことも報告されている。以上の点から，神経性大食症には身体的要因が関与していると考えられる。

2．家族の特徴，母子関係の発達的障害

乳幼児期の生理的，情緒的要求に対して，母親からの適切な応答がないと空腹や満腹感を含む身体の欲求を認知する能力が育たず，母親との基本的信頼関係が形成されない。そのため身体的同一性や自己感覚が発達せず，自己不全感や自分の主観的身体像の歪みを生じるとされる。摂食障害患者では児童期に身体的虐待を体験している者の割合が高く，摂食障害との強い関連が示唆される。

3．精神力動的見解

精神力動論では，摂食障害の原因を不安定な親子関係，つまり神経性大食症は，葛藤のある母子関係によって十全な自己感覚が形成されないために発症するとされる。むちゃ食いについては，母に対する希求，嘔吐は母への拒絶感を表していると解釈する。このような見解は，実証困難であるが，摂食障害患者の自己不全感に関する研究や母子関係の葛藤による精神的混乱が摂食障害を起こすという研究によって支持されている。

生活習慣病と
肥満症生活習慣改善指導士

肥満症総論

肥満症と動脈硬化

4章
肥満症各論

肥満症・
メタボリックシンドローム対策

摂食障害の問題行動

神経性大食症は，しばしばうつ病，パーソナリティ障害，不安障害，物質依存，行為障害と関連する。また自殺率が一般よりもかなり高いと報告されている[4]。神経性大食症のむちゃ食いはたいてい隠れて行われ，しばしばストレスや否定的感情が引き金となり，不快感を伴うほどの満腹が得られるまで続く。むちゃ食いが終わると，嫌悪感，不快感，体重増加への恐怖心から排出行動を起こす。自己誘発性嘔吐の習慣は，血清カリウムの減少を起こし，悪化すると心筋収縮力低下から不整脈や不全収縮を生じ，突然死の可能性があるため，要注意である。

摂食障害の評価法

摂食障害の症状評価には，以下のような自記式の評価尺度が開発され，スクリーニングに使われている。
①摂食態度調査票 (Eating Attitudes Test：EAT)：神経性無食欲症患者の症状，摂食行動や態度の評価のための40項目の質問紙
②摂食障害調査票 (Eating Disorder Inventory：EDI)：神経性無食欲症や神経性大食症の患者の摂食行動や心理的特徴を評価するための64項目の質問紙
③過食症状調査票 (Bulimic Investigatory Test, Edinburgh：BITE)：過食症傾向や神経性大食症患者の症状を測定するための30項目の質問紙
④摂食障害症状評価票 (Symptom Rating Scale for Eating Disorder：SRSED)：EATの質問項目を元に過食症の症状特徴を考慮した30項目の質問紙

神経性大食症の治療

神経性大食症は「食べる」という，人間にとって生きる基本にかかわる病気であるからこそ，さまざまな立場からの介入が検討され，生活習慣による肥満とは異なる取り組みが必要である。実際は専門家による心理的・身体的両面の治療を必要とするが，以下に医療連携に役立つ主な治療の概要を示す。

1．身体的治療

神経性大食症の患者はしばしば抑うつを伴うため，抗うつ剤が使用され，むちゃ食いや自己誘発性嘔吐の減少に一定の効果を認めている。しかし，現在のところ過食をコントロールできる決定的な薬剤は開発されていない。

2．心理的治療

1）認知行動療法：むちゃ食い，不適切な代償行動，体重への過度なこだわりなどを標的に，3段階の治療を行う。第1段階では体重変動，強制嘔吐，極端なダイエットなど身体への有害な影響について心理教育を行い，規則的な食事パターンの確立を援助する。第2段階では体重減少への関心とダイエット行動に焦点を移し，むちゃ食いと強制嘔吐の抑制に努める。第3段階では現在の計画を維持し，後戻り防止に

取り組む。

2）対人関係療法：治療に当たって，最初に患者の対人関係の問題に焦点を当て，その問題と神経性大食症の発症と維持の関係が検討され，次に3段階の治療ステップに移る。第1段階では患者のむちゃ食いにかかわる対人的な問題を明確にする。第2段階では患者に対人関係の変化，つまり主導権を握るよう促す。第3段階では良好な対人関係を維持し，後戻りしないよう促す。

3）家族療法：第1段階の治療では，両親が患者に健康な食事パターンを確立させるよう取り組み，むちゃ食いや強制嘔吐を防ぐ。第2段階では急性の症状がなくなり，さまざまな食べ物を食べるパターンが確立されれば，食事のコントロールは患者に移される。第3段階では終結に向け，家族関係の問題の解決に取り組む。

文　献

1）日本精神神経学会（日本語版用語監修）．DSM-5 精神疾患の診断・統計マニュアル．医学書院，2014
2）心身医学 2002；42：729-37
3）Int J Eat Disord 1999；25：287-92
4）J Affect Disord 2008；105：285-9

5章 肥満症・メタボリックシンドローム対策

1 保健指導の考え方

▶「内臓脂肪蓄積の解消」が「脳心血管疾患を起こす危険因子集積の改善」につながることから，内臓脂肪量の適正化・維持がメタボリックシンドローム対策の柱となる。

▶肥満やメタボリックシンドロームへの保健指導とは，健診（検査）結果を元に，①内臓脂肪蓄積がもたらすリスクを認識してもらう，②無意識に繰り返した悪しき生活習慣を探り，意識してもらう，③その習慣の改善へ取り組む意欲を持ち続けてもらうという，対象者に寄り添って行う一連の支援である。

▶保健指導では，減量方法だけでなく，健診（検査）結果を元に，対象者が正常な代謝や異常につながる仕組みを理解し，危険因子とその要因となりうる生活習慣の関連を理解した上で，自らの生活習慣の選択力を向上させることを目標とする。したがって，結果が基準値を外れているか否かでなく，基準値を外れた項目と内臓脂肪の関係，血管障害などとの関係を説明する。

▶指導者が望ましい生活習慣を示すのでなく，対象者本人が改善項目を主体的に選択できるよう支援し，その効果を一緒に評価・検討する。

keyword

保健指導，対象者主体，行動変容，機序の理解，健診（検査）結果

保健指導の目的と方法

● 肥満症やメタボリックシンドロームの保健指導の多くは，市町村や企業で特定健診後に行われるだけでなく，かかりつけ医でも生活習慣病の危険因子の管理のために行われる。保健指導の対象は患者ではなく，いずれも仕事や家庭生活を営む一般住民であるため，日常生活でいかに減量が意識されるかが保健指導の目標である。

● メタボリックシンドロームという言葉の認知率は96.3％[1]と高率であるが，「改善が必要な理由」は必ずしも認識されていない。対象者の多くは，「保健指導の目的＝確実な減量」と受け取り，減量の必要性を感じなければ応じず，順調に減量できる見込みがなければ，継続的な保健指導から脱落してしまう。そこで，肥満症やメタボリックシンドロームの状態で保健指導が必要な医学的根拠や最終的な予防目標を説明し，理解してもらう必要がある。

- 肥満症やメタボリックシンドロームを対象とする保健指導者の役割は，単に健診の検査項目毎の結果の善し悪しを伝え，減量を成功させる方法や，検査値を改善しうる生活習慣を紹介するだけではない。危険因子を放置した場合，自覚症状が全くなくても，体内・血管内で起きうる種々の代謝障害と血管内皮細胞傷害と，最終的な脳心血管疾患に至る機序などを科学的・客観的に説明できる知識と技術が求められる。
- 検査結果を元に現状をわかりやすく説明することで対象者の問題意識が生じ，危険因子を管理する必要性が実感できれば，その要因である肥満，内臓脂肪の減少を目標に，現在に至った生活習慣を顧み，その改善に取り組もうとする行動に至る。この過程の意識醸成が保健指導の主体である。
- 肥満やメタボリックシンドロームを改善する主役は対象者自身である。一方的な指示や一般的な改善法の紹介だけでは生活習慣の改善が継続しない例が多い。保健指導では，対象者が検査結果を「自分事」として改善する必要性を実感し，自分で改善法を決定するよう支援することが重要である。「対象者自身が考え，それを支援する」保健指導は，一般的な保健指導に比べて行動変容を起こしやすい[2]。

指導のポイント

- 内臓脂肪は体重減少で早期から減少しやすいこと，減量とは標準体重をめざすことではなく，3％の体重減少でも改善が得られることを説明し，3-6ヵ月後の目標体重を設定する。
- 保健指導では最初に必ず指導の目的を伝える。目的は肥満の改善ではなく，脳心血管疾患につながる複数の健康障害の改善であるという点で，指導者と対象者で認識を一致させておく。
- 高血圧や高血糖などの健康障害について，「放置すると心筋梗塞か脳卒中で倒れてしまう可能性がある」などと脅しても，対象者には抽象的，画一的な話で，問題意識が生じにくい。むしろ，高血圧が血管障害を起こす機序など，具体的に血管障害のイメージが湧くよう説明する。
- 対象者自身，無意識に繰り返している身体活動や食事などの生活習慣が代謝障害や血管内皮細胞の機能障害にどのように結びつくか，やがて脳心血管にどのような変化を起こすかなどの過程がイメージできれば，生活習慣の改善行動につながる。肥満成因と，食生活や食行動，身体活動，睡眠，喫煙，職業要因の関連については「肥満症診療ガイドライン 2022」を参照されたい[3]。
- ウエスト周囲長の増大と TG（中性脂肪）の上昇，血糖の上昇と TG の上昇，体重増加と血圧上昇などの関連を，健診（検査）結果でわかるデータ変化と生活習慣の関係から科学的な機序をわかりやすく，対象者が理解できるよう話す。健診（検査）結果と生活習慣の関係が理解できれば，生活習慣の改善行動を対象者が自ら選択する。
- 説明に使う学習資料は，効果的な保健指導の実現に非常に重要である。科学的な機序がわかりやすく書かれている，生活習慣を客観的に評価できる，などの資料が望ましい。危険性のみが強調されている，漫画・イラストで抽象的に表現されている，など

の資料ではかえってイメージが湧かず，他人事になり，問題意識や行動変容の契機になりにくい。

指導の展開

1．検査結果から改善すべき危険因子を予測する

- 健診（検査）結果表には検査項目毎の基準値も記載され，結果値と比べて所見の有無がわかる。一般的な保健指導で多いのは，項目毎に善し悪しを判定し，危険因子の意味などを個々に指摘する方法である。この問題対処型の方法では対象者が自身を客体化し，生活習慣を顧みることなく，指摘事項の改善のみに意識が向きやすい。
- 行動変容を図るには，有所見項目の並列的な評価を避け，検査結果を総合的に読み解き，改善すべき最も重要な危険因子を中心に，想定される体内の変化や放置した場合の危険性をわかりやすく伝え，危険因子の改善の必要性が理解できるよう促す。
- メタボリックシンドロームは内臓脂肪蓄積とそれに伴うインスリン抵抗性に続いて，高血圧，高血糖などの危険因子が集積するという成因機序が明確である。この概念を元に，対象者の有所見項目と内臓脂肪蓄積や内臓脂肪から分泌されるアディポサイトカインの関係を説明する。これが理解できると，危険因子の改善には減量，特に内臓脂肪量の減少が必須であることも理解でき，生活習慣改善につながりやすい。
- 生活習慣病予防のための保健指導の効果検証研究（J-HARP研究）において用いられた健診結果票"Where am I ?"チャート（図１）[4]は，肥満や内臓脂肪蓄積と危険因子，血管障害の関係が図示されており，これを用いることで，肥満や内臓脂肪蓄積と将来の血管障害との関係についての理解が得られやすい。
- 心電図異常や頸動脈プラークなどの血管障害，蛋白尿や肥満関連腎臓病を疑う所見など，臓器障害を疑う所見があれば，まずそれを説明すると指導効果が上がりやすい。
- 効率的な保健指導には，事前の検査結果評価がきわめて重要である。過去の検査結果や指導記録，服薬内容などの治療状況など，現在の検査結果の評価に必要となる情報を集め，現状を放置することで生じる循環器疾患や糖尿病合併症，現在の血管障害や代謝障害の程度の予想，改善すべき最優先の危険因子などを事前に評価しておく。
- 評価結果を元に指導の展開計画を立案し，指導場面で確認したい生活習慣を想定し，指導の際に使用する資料も準備しておく。

2．検査結果の経年比較による行動変容の継続

- 望ましい生活習慣を「甘いものを減らして」「ウォーキングなど身体活動量を増やして」などピンポイントで伝えるよりも，危険因子が血管を傷つけ，その引き金となるのが内臓脂肪蓄積であることへの理解が進めば，内臓脂肪を減らす意欲が強まり，「脂肪をため込んだ原因は何か」「いつ頃からか」と生活習慣を顧みる意識が働く。
- この意識をより高めるには，「健診（検査）結果経年表」を活用する。対象者に「血圧値が上がり始めた年は，体重やウエスト周囲長の変化はどうでしたか」などと問いかける。対象者自身，検査結果が変化し出した時期や当時の生活の変化を振り返って原因

生活習慣病と
肥満症生活習慣改善指導士

肥満症総論

肥満症と動脈硬化

肥満症各論

5章 肥満症・
メタボリックシンドローム対策

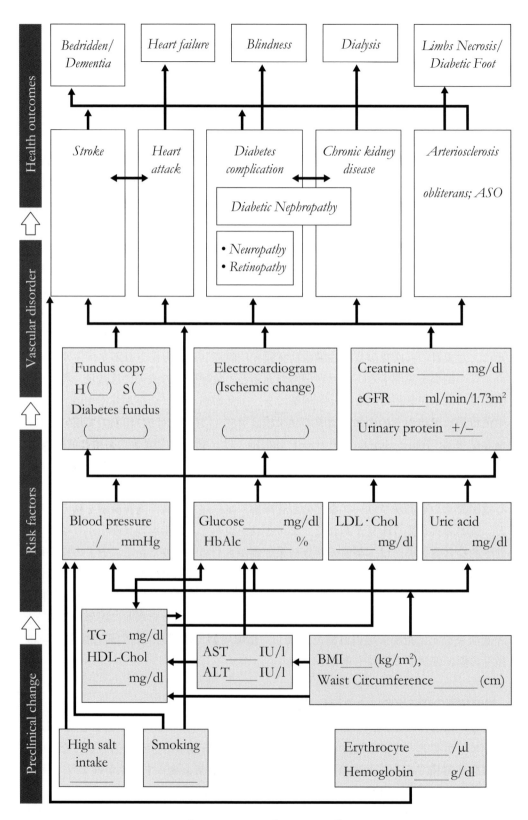

図1　"Where am I?" チャート [4)]

に気づく過程を踏むと，気づきや理解を促し，行動変容の継続につながりやすい。

3．生活習慣改善と継続的な支援

1）健診（検査）結果と食事内容を関連づける

- TGやブドウ糖などの血液100mLに含まれる量を示しているのが検査データであり，この量が食事で摂取した栄養素の過不足や身体活動量を反映していることを理解してもらうことが，健診（検査）結果と食事や運動など生活習慣を関連づける契機となる。

- TGが高い例でも，脂質が過剰な場合と炭水化物が多い場合がある。また，TGに加えてLDL-Cや血糖値も合わせて考えると，そのような特徴的な生活習慣や多量摂取の原因となりうる食品が推測できる。保健指導では，予想される生活習慣を対象者に伝え，一緒に探索し，原因と考えられる食品をどのような形態や調理法，またタイミングで摂取しているか振り返ってもらい，生活習慣の具体的な改善行動を確認する。

2）具体的な量を提示する

- 肥満や内臓脂肪蓄積には炭水化物や脂質の摂取量の影響が大きい。過剰な摂取に気づかせるために，摂取基準量を具体的に示して確認してもらう。その際，「炭水化物が何g」と栄養素で示したり，「エネルギーが何kcal」と熱量で示したりするのではなく，「ご飯何g」「砂糖何g」というように，食品の摂取基準量を示すと，自身の生活習慣に当てはめ，改善内容をイメージしやすい。基準のご飯量に相当するうどんやそば，関西ならお好み焼きなども具体的な量で示すと，無意識に食べている摂取量が過剰と気づき，改善しやすい。

- 運動療法はプログラムの原則（「肥満症診療ガイドライン2022」[3]）に沿って展開する。身体活動量が十分な場合，対象者の生活ニーズに配慮して種目，時間，量を自由に構成できることを説明する。

3）継続的な行動変容のために主体的な選択を尊重・支援する

- 生活習慣は個々に違い，その人の習慣の優先順位は本人しかわからない。日常の生活習慣は本人にとって合理的な場合が多く，その習慣を変えるには，しばらくの間，本人が「変えよう」と意識し続けなければならない。内臓脂肪を減らすための生活習慣の改善も，食生活ではご飯，アルコール，間食，飲料などの調整・管理や，通勤方法の変更などによる身体活動量の増加など，種々の方法が考えられるが，選択して実行し続けるのは本人である。したがって，保健指導者が方法だけ提示しても，実効性，生活への支障，継続性などの点で対象者の中で折り合いがつかなければ実施・継続しない。

- 保健指導者は「改善法は対象者自身が決めること」と十分に認識し，内臓脂肪減少にほとんど効果がないと予想される方法でない限り，本人の主体的な選択を尊重し，実践を支援し，見守り，健診（検査）結果を本人と一緒に評価し，効果が低ければ，より合理的な方法をともに考える。

4）継続的な保健指導

- 継続的な保健指導では，現在の改善法とは別の減量方法を種々提示するのではなく，初回の改善法による有所見項目の経年データの変化を対象者とともに確認し，改善を要する新たな有所見項目やその放置による重症化の可能性なども確認・説明するなど，初回指導と同様に，検査結果からわかる今後の課題を対象者とともに確認し，新たに目標を設定する。
- 生活習慣が改善できても，1年を超えると多くの例で脱落やリバウンドが報告されている[5]ことから，改善し続けようとする本人の気持ちを後押しするためにも継続的な保健指導が欠かせない。
- 保健指導の最終目標は減量ではなく，脳心血管疾患などの予防に必要な危険因子を対象者自身が管理する意識を定着させることである。したがって，できれば異常のない検査項目も含め，生活習慣病関連の検査結果を最低年1回は一緒に確認することが望ましい。

保健指導の評価

- 行動変容を継続できる保健指導であったかを評価することを推奨する。保健指導中には理解や納得が得られたように感じる反応でも，生活習慣の改善を実施し継続できていなければ危険因子は改善せず，脳心血管疾患などに至る可能性がある。
- 健診（検査）結果が未改善の例では生活習慣改善を阻む何らかの問題があり，選択した生活習慣の改善項目が妥当ではなかった，などの可能性がある。したがって，次の健診（検査）結果に関しては，体重やウエスト周囲長に加え，必ずすべての検査データの変化を確認し，保健指導を行った対象集団全体の有所見率の変化や改善率も評価する。

まとめ

- 生活習慣病や脳心血管疾患などは毎日，無意識に繰り返している生活の結果であり，内臓脂肪を貯め込む生活習慣を少し変えるだけで予防可能である。内臓脂肪蓄積の原因は1人1人違うからこそ，対象者自身が主役となって，生活のどこに原因があるのか探り当て，解決していけるのが肥満症やメタボリックシンドローム予防対策の優れた点である。予防の成功の鍵を握るのは対象者本人で，対象者を支援するのが保健指導者である。
- 肥満症・メタボリックシンドロームの保健指導は，いわゆるダイエットではない。保健指導では対象者の内臓脂肪減少や減量を性急に求めることなく，生活習慣の着実な改善を支援する。非常に重篤な帰結となる心血管疾患などの予防も，対象者がすぐに行動を起こせば可能なのである。不必要な早世や障害を1人でも減らす上で保健指導は重要な役割を担っている。

Q&A

Q1 改善目標の指標には，BMIとウエスト周囲長のどちらがよいでしょうか。

　　肥満に伴う高血圧や高血糖などの健康障害の上流にあるのが内臓脂肪蓄積で，この内臓脂肪を減らすことで健康障害が改善することが明らかになっています（第1章）。BMI＜25で肥満症に該当しない例でも，内臓脂肪蓄積があれば，放置すると健康障害につながります。一方，内臓脂肪は「普通預金」と比喩されるように，生活習慣を少し改善すると，比較的簡単に減少します。

　こうしたことから，ウエスト周囲長が男性85cm，女性90cmを超えている例は，内臓脂肪量の目安になるウエスト周囲長の減少を目標にしましょう。生活習慣の改善後，BMIだけが減少している場合は，脂肪量でなく筋肉量だけが落ちている可能性もあるため，減量方法の確認が必要です。

Q2 高齢者の肥満症でも，減量を目標にしてよいのでしょうか。

　　肥満症の改善というと減量を目標にしがちですが，高齢者の場合はフレイル予防の観点からも，「食事量を減らす」ことが目標と勘違いされないよう注意が必要です。肥満症高齢者の中には，肉や魚，野菜は不足し，菓子パンや菓子などで糖質を過剰に摂取している例が見られるため，「減らす」のでなく「偏りをなくす」指導が重要です。このような指導の際も，糖質が中性脂肪に合成され，内臓脂肪蓄積につながり，そして種々の健康障害につながることを理解してもらうよう努めましょう。

　また，筋肉量の維持，インスリン反応の維持・改善のためにも，日常生活で身体活動量を増やすアドバイスが大切です。

文　献

1）日本公衆衛生学雑誌 2016；63（8）
2）厚生労働科学研究費補助金（循環器疾患・糖尿病等生活習慣病対策総合研究事業）生活習慣病重症化予防のための戦略研究 平成25-27年度 総合研究報告書
3）日本肥満学会編：肥満症診療ガイドライン2022．ライフサイエンス出版．2022
4）J Epidemiol 2020; 30: 194-9

5章 肥満症・メタボリックシンドローム対策

2 健診制度の意義

▶ 日本の健診制度は世界で最も充実していると言われ，予防医学の一翼を担っている。

▶ 健診の目的は，疾患の早期発見と早期治療によって，その疾患による死亡率を低下させ（二次予防），受診者に生活習慣病の発症・改善と健康増進を促すこと（一次予防）である。

▶ 肥満や内臓脂肪蓄積は種々の健康障害や生活習慣病の一因である。健診で肥満，内臓脂肪蓄積，メタボリックシンドロームを定期的に評価し，生活習慣改善指導や減量治療に結びつけ，肥満や内臓脂肪蓄積に関連する健康障害や動脈硬化性疾患の予防・改善が可能となる。

▶ 健診では，BMI $\geqq$ 25 kg/m^2 で肥満と診断し，ウエスト周囲長（腹囲）：男性$\geqq$ 85 cm，女性 $\geqq$ 90 cmで内臓脂肪蓄積を疑う。

▶ 健診は受けるだけでは意味がなく，その結果を十分に検証して，その後の健康管理に役立てることが重要である。健診で肥満症や内臓脂肪蓄積と判定されても，継続的なフォローや生活習慣の見直しを行うことによって改善する可能性が高い。

▶ 肥満症生活習慣改善指導士には，健診の意義や，肥満症，メタボリックシンドロームの概念を正しく理解し，医師やさまざまな職種の医療スタッフと連携し，健診時の指導や健診後のフォローを継続的かつ効果的に行うための知識とスキルが求められる。

▶ 特定健康診査（特定健診）は，主に内臓脂肪蓄積に起因する生活習慣病関連項目が実施される。特定健診の結果は階層化され，必要に応じて特定保健指導が行われる。

keyword

健診，人間ドック，肥満，内臓脂肪，ウエスト周囲長，腹囲，特定健康診査（特定健診），特定保健指導

健診の目的と現状

● 日本の健診制度は世界で最も充実しているとされる。主な健診制度には，事業者が勤労者を対象に行う一般健康診断，医療保険者が被保険者とその家族を対象に行う特定

健康診査（特定健診），生活習慣病予防検診，市町村を中心とするがん検診，人間ドック健診などがある。健診受診率の高い都道府県ほど医療費が低い傾向にあり，健診は日本の予防医療向上と平均寿命延伸に大きな役割を果たしている。

- **目　的**　①疾患の早期発見と早期治療によって，その疾患による死亡率を減少させる（二次予防）。②高血圧や糖尿病などの生活習慣病の発症を予防，改善することで，健康増進を図る（一次予防）。
- **主な対象疾患**　①放置すると生命や生活に悪影響を及ぼす可能性がある，②ある程度の有病率がある，③発見できれば治療・予防できる，④検査所見が自覚症状に先行する慢性疾患，つまり，生活習慣病や癌などの疾患が健診の対象である。
- **受診状況**　厚生労働省による平成28（2016）年の「国民生活基礎調査の概況」（20歳以上）では，過去1年間の健診や人間ドックの受診率は男性72.0％，女性63.1％と男性で高く，年齢階級別では男女ともに50-59歳が最も高い一方で，30-39歳の女性は56.2％と低い。また，主婦など非勤労者や自営業者は被雇用者に比べて受診率が低い。

肥満，内臓脂肪蓄積の現状と健診の意義

- 肥満や内臓脂肪蓄積は種々の健康障害や生活習慣病の一因である。そこで，健診で肥満，内臓脂肪蓄積，メタボリックシンドロームを評価する。
- **肥満，メタボリックシンドロームの動向**　令和元（2019）年，国民健康・栄養調査では，肥満者（BMI≧25）の割合は男性33.3％，女性22.3％と，10年間では女性は有意な増減は見られないが，男性は平成25（2013）年-令和元年に有意に増加している。年齢階級別では，男性は40-49歳で39.7％と最も高く，女性は60-69歳が28.1％と最も高かった。平成30（2018）年度，厚生労働省の特定健診・特定保健指導に関するデータでは，メタボリックシンドロームと診断された者の割合は男性23.0％，女性6.5％であった[1]。
- **健診で肥満，内臓脂肪蓄積を判定する意義**　欧米人に比べて，日本人は肥満は軽度でも，糖尿病や高血圧，脂質異常症などの生活習慣病を生じやすい。また，肥満でなくても内臓脂肪蓄積によって動脈硬化性疾患を起こしやすい。生活習慣病や動脈硬化性疾患の多くは無症状のまま進行し，症状が出現した時には病状がかなり進行している場合が多い。したがって，無症状でも定期的に健診を受け，体重や腹囲，肥満や内臓脂肪蓄積を評価する必要がある。

肥満の評価項目

- 肥満は脂肪組織が過剰に蓄積した状態であるが，健診の評価についての肥満関連項目には，身長，体重，BMI，標準体重，体脂肪率，内臓脂肪，ウエスト周囲長などがある。
- **BMI＝体重(kg)/〔身長(m)〕^{2}**　健診の肥満判定に使い，BMI≧25を肥満，BMI≧35を高度肥満とする。内臓脂肪蓄積を直接測定する方法ではないが，身長と体重は

生活習慣病と
肥満症生活習慣改善指導士

肥満症総論

肥満症と動脈硬化

肥満症各論

5章 肥満症・
メタボリックシンドローム対策

測定が簡便で，体重の増減は脂肪蓄積の増減を反映し，BMIの増大は肥満に伴う健康障害増悪の一因である。

- 標準体重（理想体重）(kg) ＝〔身長(m)〕^{2} × 22　BMI 22 付近の集団の有病率が最も低いことから健診でも使う。ただし，減量の目的は肥満症の改善であるため，標準体重は基準ではなく，あくまでも参考値である。
- 体脂肪率　健診ではインピーダンス法での測定が一般的である。ただし，インピーダンス法による体脂肪率の値は体の水分量や体格などの影響を受けやすいため，体脂肪率単独ではなく，BMIも合わせて総合的に評価すべきである。
- 内臓脂肪　メタボリックシンドロームの診断や高リスク肥満の評価に使う。臍レベルCTを専用ソフトで解析した内臓脂肪面積 ≧ 100 cm^2 を内臓脂肪蓄積とする。CT検査は被曝を伴うため，最近はインピーダンス法で内臓脂肪面積を推算する医療機器が実用化されている。
- ウエスト周囲長（腹囲）　内臓脂肪蓄積の簡便な評価法として，軽呼気で，臍レベルで測定する。CTで内臓脂肪蓄積のカットオフ値である内臓脂肪面積 100 cm^2 に相当するウエスト周囲長：男性 ≧ 85 cm，女性 ≧ 90 cmで内臓脂肪蓄積を疑う。内臓脂肪蓄積を重視し，メタボリックシンドローム診断を目的とする特定健康診査では必須の指標である。測定の際は誤差が生じやすいため，正しい測定条件・方法を習得する必要がある。

健診後のフォローと肥満症生活習慣改善指導士の役割

- 肥満と判定した場合　健診の結果，肥満（BMI ≧ 25）と判断された全対象者に減量が必要な訳ではない。BMI ≧ 25 に加え，肥満に伴う健康障害があるか，肥満を放置すると将来に健康障害を起こす可能性がある場合を「肥満症」と判定して，減量指導を行う。一方，医師の診断で肥満の原因が他の要因（内分泌疾患，視床下部疾患，遺伝性疾患）に基づく二次性肥満，または過食症などの食行動異常による肥満の場合は，専門医による治療が必要である。メタボリックシンドロームを中心とする特定保健指導制度，人間ドックでは，受診当日に医師らから結果説明や生活習慣改善のためのアドバイスがある。職域では，産業医や産業保健師らによる保健指導，健康測定，労災二次健診によるフォローがある。その他，各医療機関，健保組合，ヘルスケアプロバイダーなどは独自のフォロー制度がある。
- 肥満症，メタボリックシンドロームへの対応　肥満症やメタボリックシンドロームは減量，内臓脂肪減少などで生活習慣病や動脈硬化の危険因子が軽減しやすい。指導やアドバイスは1回の結果だけで判断せず，過去の結果を比較した上で行う。特定保健指導では，食事・運動の両面から内臓脂肪を減らす目標を設定してもらい，3-6ヵ月後に目標達成の有無を評価する。
- 肥満症生活習慣改善指導士の役割　健診は受けることも大切であるが，むしろ結果を十分に検証し，その後の健康管理に役立てることが重要である。近年，健診や人間ドックは受診後のフォローを重視する傾向にある。肥満症生活習慣改善指導士は，肥満

症とメタボリックシンドロームの概念を正しく理解し，健診未受診者に受診を勧奨し，医師やさまざまな職種の医療スタッフと連携しながら，健診時の指導や健診後のフォローを継続的かつ効果的に行うための知識とスキルが求められる。

特定健康診査 (特定健診)・特定保健指導 [2)]

- 特定健康診査(特定健診)とは，医療保険者が40-74歳の被保険者とその家族を対象に，主に内臓脂肪蓄積に起因する生活習慣病関連項目について行う健康診査で，「メタボ健診」とも呼ばれる。
- 特定健診の結果は，内臓脂肪蓄積と危険因子 (血糖，脂質，血圧) などのリスク数によって階層化され，階層の程度に応じて特定保健指導が行われる。
- 特定保健指導は，医師，保健師，管理栄養士 (一部，看護師を含む) が行う。指導は1回のみ行われる「動機付け支援」と，数回行われる「積極的支援」に分かれる。いずれの指導も，対象者本人が自分の生活習慣の改善点，伸ばすべき行動などに気づき，

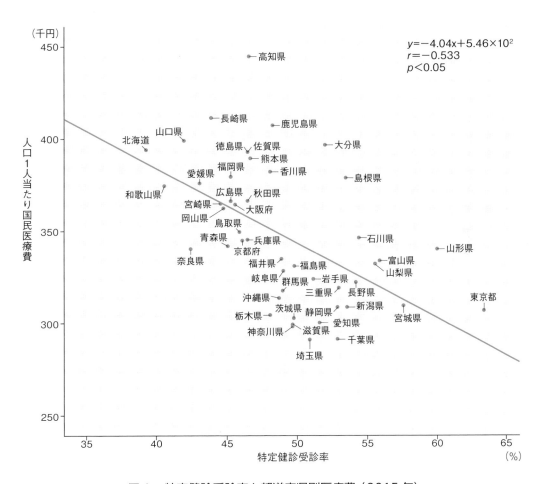

図 1　特定健診受診率と都道府県別医療費 (2015 年)

平成 27 (2015) 年度都道府県別特定健診受診率，人口 1 人当たり国民医療費 (厚生労働省) から作成

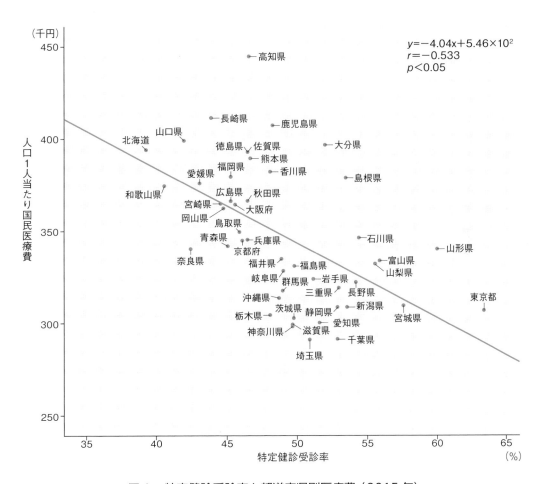の図中:

$y=-4.04x+5.46\times10^2$
$r=-0.533$
$p<0.05$

目標を設定し，行動に移せる内容を行動計画とし，3ヵ月経過後（積極的支援の場合は3ヵ月以上の継続的な支援終了後）に評価する。

● 特定健診・特定保健指導は「高齢者の医療の確保に関する法律」に基づいて国の制度として実施されている。健診の実施のみならず，その事後指導も国によって制度化されていることは，国民の生活習慣病改善や医療費削減の観点からきわめて意義深い。特定健診の受診率が高い都道府県ほど，人口1人当たりの国民医療費が少ない傾向にある（図1）。

Q&A

Q1 健診と検診の違いを教えてください。

どちらも「けんしん」と読み，区別されずに使われることもあるため，注意が必要です。「健診」は，英語ではhealth check upと言い，健康状態や病気の危険因子の有無を確認します。例えば，職場や学校などで毎年受ける検査は定期「健診」です。一方，「検診」は英語でscreeningと言い，特定の病気に罹患しているかどうかを確認します。例えば，胃がん「検診」や骨粗鬆症「検診」などです。

Q2 健診と人間ドックの違いを教えてください。

健診も人間ドック（「人間ドッグ」という表現は誤りです）も，その人の健康状態や病気の危険因子の有無を確認する点は同じですが，人間ドックでは，生活習慣病や悪性疾患を中心に，専門学会で定めた検査項目がすべて実施され，受診者には当日，医師が結果説明を行います。医療スタッフが保健指導を行うこともあります。さらに，人間ドックで異常が発見されたり，経過観察が必要とされたりした場合は，治療，精密検査，重症化予防のためのフォローが行われます。最近では特定健診後に行う保健指導のように，健診でもフォローを強化する傾向にあります。

文　献

1）https://www.mhlw.go.jp/stf/seisakunitsuite/bunya/0000173202_00006.html
2）https://www.mhlw.go.jp/file/06-Seisakujouhou-12400000-Hokenkyoku/0000173545.pdf

3 職域の健診・保健指導

▶ 労働者12万人以上のデータに基づく研究では,肥満,高血圧,脂質異常症,高血糖の4つの危険因子のうち3-4個が重なると,虚血性心疾患発症の危険性は31倍に上昇した。これら4つの危険因子すべてを持つ労働者について,動脈硬化性疾患の発症を予防するため,2001年に「二次健康診断」や「特定保健指導」を行う労災二次給付事業が開始された。

▶ 2008年,特定健康診査・特定保健指導（特定健診・保健指導）が開始され,労働安全衛生法でも定期健康診断の法定項目にウエスト周囲長（WC：waist circumference）測定が追加された。

▶ 労働者のWC,内臓脂肪量は男性では20-30代に急増し,若年期のBMIが高いほど中高年期の高血圧や糖尿病の有病率は上昇し,医療費も増大する。超高齢社会を展望し,質の高い医療の確保と医療費増大の抑制の点で,職域でも予防を重視し,早期から肥満対策を実施すべきである。

▶ 保健指導後に内臓脂肪量やWCの減少を認めた群は,心血管疾患の発症が有意に少ないことがわかっている。

keyword

肥満,職域,メタボリックシンドローム,保健指導

勤労世代の健康を守る制度の変遷

● 1947年,労働基準法で規定された定期健康診断の導入から,現在に至るまでの主な制度を表1に示す。

肥満症に関する疫学調査

職域では,女性のWCは20-60代に徐々に増加するが,男性のWCは20-30代に急激に増加する[1]。事務職の約2,000人を対象とする検討では,男性のWC平均は20代78.2 ± 7.5cmから30代83.0 ± 8.0cmへ,内臓脂肪量は20代70.4 ± 38.2cm^{2}から30代96.9 ± 50.3cm^{2}へ増加していた[2]。

労働者12万人以上の定期健康診断データを元に,虚血性心疾患発症例と同部署で性

表 1　職域の制度の変遷

年	内容
1947 年	労働基準法（1972 年から労働安全衛生法）で定期健康診断の実施が規定され，事業者に実施が義務づけられた。法定健診項目は身長と体重。
1972 年	労働安全衛生法が施行され，定期健康診断に血圧測定などが追加され，以降，作業関連疾患予防のための検査項目が増えた。
1996 年	長時間労働による過労死の社会問題化などを受けて労働安全衛生法が改正され，健康診断結果に基づく事業者の就業上の適切な措置と保健指導が規定された。
2001 年	労災二次給付事業が導入され，一次健康診断でBMI（現在はBMIまたはWC），血圧，脂質，血糖の4項目すべてに異常を指摘された労働者は，脳心心管の状態を検査する「二次健康診断」と，その結果に基づいて動脈硬化性疾患を予防するための医師か保健師による「特定保健指導」を，自己負担なく受けられるようになった。
2005 年	日本のメタボリックシンドローム診断基準が策定され，急速に進む高齢化と医療費増大の対策としてメタボリックシンドロームの予防を主眼とする健診・保健指導が重視されるようになった。
2008 年	老人保健制度が高齢者医療制度に改められ，虚血性心疾患，脳血管障害，糖尿病の発症・重症化の予防のための特定健診・保健指導が導入された。労働安全衛生法でも定期健康診断の法定項目にWCが加わった。ただし，職域のWC測定は35歳を除く40歳未満は産業医の判断で省略できるため，若年労働者への対策が課題である。
2013 年	厚生労働省（厚労省）のワーキンググループが設置され，特定健診・保健指導の検査値の改善状況や行動変容への影響，医療費適正化効果などが検証された。非介入群の検査値が悪化傾向にある一方，積極的支援と動機づけ支援参加者の検査値は改善，または悪化の程度が小さく，保健医療費も低いとの一定の効果が確認された。
2017 年	厚労省の「保険者による健診・保健指導等に関する検討会」で特定健診・保健指導の実施率のさらなる向上をめざして，2018 年度からの特定健診の項と特定保健指導の実施方法が見直された。

年齢がマッチする対象を10年遡ってリスクを分析した労働省（現 厚生労働省）研究班の検討では，肥満，高血圧，脂質異常症，高血糖の4つの危険因子のうち3-4個を持つ群は，持たない群に比べて虚血性心疾患発症リスクは31倍であった[3, 4]。

　若年期の肥満が中高年期の健康状態に及ぼす影響についても，1989 年，20代の男性労働者約1万人の定期健康診断データを20年後の2009 年40代と比較した検討では，20年間で平均7kgの体重増加を認めた。40代の高血圧，糖尿病の有病率は20代のBMI区分が高いほど有意に増大し，BMI≧25.0の群では，BMI 18.5-19.9の群に比べて，高血圧は6.81倍，糖尿病は16.62倍であった。40代の医療費も20代のBMI区分が高いほど高額であった。20代のBMIが20.0-21.9の群，22.0-24.9の群でも，20年間の体重増加≧10kgの群は，40代の高血圧，糖尿病のリスクが増大した[5]。

保健指導の効果

　1999 年当時，市職員約 4,500 人の自治体では現職死亡年平均 12.4 人，長期療養者年

生活習慣病と
肥満症生活習慣改善指導士

肥満症総論

肥満症と動脈硬化

肥満症各論

5章 肥満症・メタボリックシンドローム対策

平均50人と多く，突然死も増加傾向にあった。死亡，長期療養ともその原因の20%が脳心血管疾患で，発症者には動脈硬化の危険因子が複数あったことから，対策としてメタボリックシンドロームの概念に基づく特定健診・保健指導を導入した。保健指導の際は，内臓脂肪蓄積を基盤に高血圧，脂質異常，高血糖などを伴って動脈硬化性疾患を発症することを理解し，自らの健康状態を自覚して行動変容を起こすようなツールを活用した。メタボリックシンドロームの頻度は2003-2005年，男性で20.8%，17.2%，14.4%，女性で3.0%，2.2%，1.9%と経年的に有意に減少した[6]。

内臓脂肪量とメタボリックシンドローム危険因子合併数については，内臓脂肪量減少と危険因子合併数減少に有意な相関を認め，1年間で内臓脂肪量≧15cm^{2}の減少で危険因子の軽減を認めた[7]。4年間の追跡で心血管疾患発症者は男性12人と著明に減少し，初年度内臓脂肪蓄積群でも，以後，内臓脂肪が減少した群は増加した群に比べて心血管疾患発症率が有意に低かった。同様の結果はWCでも認めたが，BMIでは認めなかった[8]。

全員が定期健康診断を受診し，長期経過が把握できるという産業保健現場の特徴から，予防対象者を明確にし，若年期から的確な保健指導を行えば，心血管疾患予防の成果は確実に得られると考える。また，肥満でない人も含めて体重管理，危険因子の管理が継続できるような支援が重要である。

Q&A

Q1 職域の肥満症対策として，保健指導のポイントは何ですか。

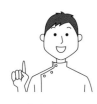

まず指導効果の高い対象者を抽出し，次に対象者に，内臓脂肪が蓄積すると高血圧，脂質異常症，高血糖などになりやすく，それらの危険因子が多いほど脳心血管疾患，動脈硬化性疾患を起こしやすいことへの理解を促します。さらに，現在の健康状態への自覚，行動変容を促すことで，そのような疾患の予防が期待できます。

一方，肥満でない人にも体重管理，肥満以外の危険因子の管理が継続できるよう支援します。一次予防も二次予防も可能な限り早期から的確な保健指導を行って，予防することが何より重要です。

文 献

1) 産業衛生学雑誌 2008；50（臨時増刊）：3002
2) 産業衛生学雑誌 2012；54：71-3
3) 労働省研究班　平成7年3月報告　宿主要因と動脈硬化性疾患に関する研究動脈硬化発症に貢献する宿主要因の意義（新しい観点から）
4) Jpn Circ J 2001；65：11-7
5) 産業衛生学雑誌 2012；54：141-9
6) Intern Med 2012；50：1643-8
7) Diabetes Care 2007；30：2392-4
8) Atherosclerosis 2010；212：698-700

特定健診・特定保健指導必携
肥満・肥満症の生活習慣改善指導ハンドブック2022

2022年12月6日発行

編　集　一般社団法人日本肥満学会

発　行　ライフサイエンス出版株式会社
　　　　〒105-0014 東京都港区芝 3-5-2
　　　　Tel 03-6275-1522　　　Fax 03-6275-1527

印　刷　三報社印刷株式会社

ISBN 978-4-89775-444-4 C3047